心身症臨床のまなざし

監修 筒井末春
東邦大学 名誉教授
人間総合科学大学 名誉教授

著 矢吹弘子
人間総合科学大学 教授
矢吹女性心理療法研究室

株式会社 新興医学出版社

Psychotherapy for Psychosomatic Patients

supervised by

Sueharu TSUTSUI, M. D., Ph. D.

written by

Hiroko YABUKI, M. D., Ph. D.

© First edition, 2014 published by

SHINKOH IGAKU SHUPPAN CO. LTD., TOKYO.

Printed & bound in Japan

監修にあたって

　矢吹（旧姓 中島）弘子先生がこのたびより良い医療のための心理療法を目指して「心身症臨床のまなざし」を上梓する運びとなった。

　先生は東邦大学医学部をご卒業後，小生のもとで心身医学を学び，さらに米国・メニンガークリニックを経て帰国後，心療内科医・精神療法医として中島女性心理療法研究室（現・矢吹女性心理療法研究室）を仕事場とし，活動するかたわら，2009年4月より人間総合科学大学教授に就任し，現在活動中である。

　本書でも先生ご自身が触れているように「心身症を通じて広く人生を学ぶことができる」という感じは，読者に多くのインパクトを与える素晴らしい響きを持った言葉と言って差し支えないであろう。本書は2002年に「心身症と心理療法」という題名で刊行した書籍の続編で，その間に成長された先生のひたむきな学問に対する情熱を集積したアカデミックな新刊といえる。

　今回は先生が米国留学（メニンガークリニック）で学んだ経験も生かし，第3章では学習理論に基づく行動療法も加え，さらにご専門の精神分析的精神療法に関して貴重な3症例を詳細に分析されている。

　本書が臨床心理士はもとより，心身医学に関連する医療従事者はもちろんのこと，心理系や医療福祉系の大学生や大学院生にも役立つ教科書・参考書として活用されることを願って止まない。

2014年6月

東邦大学名誉教授
人間総合科学大学名誉教授
筒井　末春

はじめに

　前著「心身症と心理療法」を上梓してから早くも10年以上が経過した。幸いにして前著はこの間，心身医学を志す医師・医療従事者をはじめとする多くの方にご高覧いただき，ありがたいことである。当時心理療法室を主たる仕事場としながら心療内科の一般外来診療を行っていた筆者であったが，その後大学教育にも携わるようになり，医療を目指す若者・現役の医療従事者・そして心身の健康に深く興味をもつ一般の社会人学生の方々に，心身医学関係の科目をお伝えする立場となった。これにより，それまでとはやや違う角度でさまざまなことを考えるようになった。

　たとえば，「心身症」という概念についてである。
　「心身症とは？」という問いに「頭が変になってしまった人」という回答に接し，筆者は驚きのあまり絶句してしまった。10年近く前，筆者が医療を志す若い学生さんに，はじめて心身医学関係の講義をする機会をもった頃のことである。念のため付記するとそれは現在奉職している大学ではない。しかしながら，この数年さまざまな仕事をもつ学生さんとのやりとりからも，心身症というものが一般にはいかに誤解をもたれているかを改めて認識するようになった。

　最も多い誤解は，心身症を単に「ストレスから具合が悪くなること」ととらえているものである。この考え方をもっている人は，うつ病も不安障害も，心身症だと考えている（うつ病を「ストレスから具合が悪くなる病気」と考えている一般の人は多い。しかし，うつ病は生物学的な基盤がある疾患である。発症契機は確かにさまざまなストレス要因であることが多い。詳しくは精神医学の成書を参照されたい）。

　1991年に日本心身医学会は，「心身症とは身体疾患の中で，その発症や経過に心理社会的因子が密接に関与し，器質的ないし機能的障害が認められる病態をいう。ただし，神経症やうつ病など，他の精神障害に伴う身体症状は除外する」と定義した。この定義では，心身症は身体疾患であると明記されている。

これを説明すると，今度は「ストレスから病気になることがあるとは驚いた」「現代社会はストレス社会だから，病気にならないようにストレスに気を付けないといけない」という話になっていくことがまれではない。

　心身症は「ストレスから病気になるもの」とまとめてしまえるほど単純なものではない。筆者は「心身症を学ぶことは人生を学ぶこと」といえるほど大きなことであると感じている。心身症に用いられる心理療法は，それぞれの"世界観"ともいえる心身症への理解の仕方をベースに進められている。それぞれの心理療法がよってたつこの世界観の違いは「パラダイムの違い」と表現されることもある。この心理療法よりこちらの心理療法が優れている，というような議論がされることがあるが，重要であるのは「パラダイムの違い」を理解したうえで，そのときその人に合った心理療法を用いることであると筆者は強く思う。

　前著「心身症と心理療法」では，筒井末春先生の下で学んだ心理士の先生方と筆者を含めた心療内科医とで，心身症治療に用いられる各種の心理療法，特に「心から体へ」ともいえる心理療法を解説した。

　本書では前著で扱えなかった行動療法系の心理療法を含め，この「パラダイムの違い」を明確にしながら，心身症の心理療法をあらためて概説したい。今回は一人で執筆することによって，「心療内科医・精神療法医である筆者の眼からみた各理論」という一貫した視点が提供できると思う。さらに，筆者が東邦大学時代に筒井先生の下で学会発表・論文化した臨床経験や，米国・メニンガークリニック留学(1995〜1996年)中の体験も取り入れながら記述したい。当時は無我夢中であった臨床経験を，今であれば少し距離をもって振り返り，その意味を再構成できると思うからである。

　ともすると単なる横並びになりがちな各種の心理療法である。この位置付けを，筆者の体験もふまえた視点で明確にしたい。複雑な社会で生きる現代人に，「心身症」は多くのことを教えてくれる。心理療法という視点から，その一端を示せたら幸いである。

2014年6月　　　　　　　　　　　　　　　　　　　　　　　　矢吹　弘子

目　次

　　監修にあたって ……………………………………………… 3
　　はじめに …………………………………………………… 4

第1章　心身医学の歴史と心身症治療の基本―今なぜ心身症か―　7

　1　心身症とは何か・心身医学の歴史 ……………………… 8
　2　心身症治療の基本概念 ………………………………… 10

第2章　心身症と精神分析理論　15

　1　フロイトの「ヒステリー性転換」と「不安神経症」 ……… 16
　2　アレキサンダーの自律神経反応論 ……………………… 20
　3　アレキシサイミア ………………………………………… 23
　4　アモンの「精神分析と心身医学」 ……………………… 25
　5　「自我」の機能と「防衛機制」 …………………………… 27

第3章　学習理論（行動理論）と心身症の心理療法　43

　1　学習理論の考え方―古典的条件付けとオペラント条件付け― ……… 44
　2　学習理論の発展 ………………………………………… 48
　3　認知療法と認知行動療法 ……………………………… 50
　4　自律訓練法 ……………………………………………… 52
　5　バイオフィードバック療法 ……………………………… 56

第4章　精神分析的な技法をめぐって　63

　1　EBM, NBM と精神分析的精神療法 …………………… 64
　2　精神分析的精神療法と支持的精神療法 ………………… 68
　3　力動指向的アートセラピー（芸術療法） ………………… 87
　　あとがき …………………………………………………… 94
　　索引 ………………………………………………………… 97

第1章
心身医学の歴史と心身症治療の基本―今なぜ心身症か―

1 心身症とは何か・心身医学の歴史

そもそも心身症とは何なのであろうか。日本心身医学会では，以下の定義を1991年に提出した[1]。

> **― 心身症の定義（1991年，日本心身医学会）―**
> 心身症とは身体疾患の中で，その発症や経過に心理社会的因子が密接に関与し，器質的ないし機能的障害が認められる病態をいう。ただし，神経症やうつ病など，他の精神障害に伴う身体症状は除外する

この定義が定まる前は，心身症の概念はかなりあいまいで，神経症やうつ病をはじめとする精神疾患に由来する身体症状も「心身症」として扱われることがあった。

心と身体の関係を考える際，心の問題が身体に影響することをはじめて体系的に取り扱ったのはフロイト（Freud, S.）である。フロイトは神経症の心身相関に着目し，後の心身症理解につながる概念についても言及している。

心身医学の歴史については，psychosomatischという用語を最初に用いたハインロート（Heinroth, J. C. A.）からの流れがある[2]。ここでは，心身医学の歴史が大きく第1期から第3期に分けられることにふれておきたい[1,3]。第1期は「神経症における心身相関の研究と診療の時代」である。フロイトがヒステリーや不安神経症の心身相関を扱った時代がこれにあたる。これについては本書第2章 1 フロイトの「ヒステリー性転換」と「不安神経症」において詳述する。第2期はフロイトの流れを汲んだアレキサンダー（Alexander, F.）（本書第2章 2 アレキサンダーの自律神経反応論）が力動精神医学の立場から心身症を論じ，またキャノン（Cannon, W. B.）やセリエ（Selye, H.）らが生理学の立場から心身症研究をすすめた，「心身症を扱う時期」である。そしてその後に続く現代・第3期は心身症に限らずすべての疾患について心理社会面を含めてとらえる「全人的医療の時代」といわれる。さらに，イスラエルの健康社会学者アントノフスキー（Antonovsky, A.）が提唱した「健康生成論」（それまでの疾病の病因を探る「病因論」ではなく，健康でいられる要因を考察する）の登場に至

り，心身医学は新たな局面を迎えているともいえる[3]。

　健康生成論は，病気の原因にアプローチする「病因論」の視点とまったく異なるという意味で画期的である。これはアントノフスキーが女性の更年期の研究において，第二次世界大戦中にナチスによるホロコーストを体験した女性はその心的外傷から，更年期の適応が，経験していない女性に比べて悪いであろうという仮説をもったことに始まる[*1]。研究の結果，仮説通りホロコースト体験者は体験していない者に比べて更年期の適応が不良である者が多かった。しかし，ホロコーストを体験しているにもかかわらず非常に良好な適応を示している者が少なからず存在することが，アントノフスキーの関心をひいたのである。そこから疾病を生成する要因ではなく，健康を生成する要因に着目したのが，「健康生成論」である[4,5]。

　病因に着目するのではなく，健康でいられる要因に着目するもう1つの視点に「レジリエンス(resilience)」がある。レジリエンスという用語は元々，19世紀の西欧で「弾力」や「反発力」を意味する物理学用語であった。それが1970年代に小児精神医学の領域で，リスクがあっても優秀で自信に満ちあふれた成人に成長するグループがあることが確認され，それらの子どもを形容する名称として resilient boy, resilient girl といった表現が用いられた。さらに1980年代に精神疾患に対する防御因子と抵抗力を意味する概念として成人の精神医学に導入され，1990年代には心的外傷後ストレス障害（posttraumatic stress disorder：PTSD）への防御因子(同じ心的外傷体験に遭遇しても PTSD

用語解説*1　　　女性の「更年期」と「更年期障害」

この用語は一般にしばしば混同して用いられている。「更年期」とは閉経前後の10年程度をさし，すべての女性に訪れるライフサイクル上の一時期のことである。更年期には女性ホルモン分泌状態が著しく変動するために，自律神経症状をはじめとし，さまざまな身体・精神症状が出現しやすく，これを「更年期症状」という。「更年期障害」は，「更年期症状」によって日常生活に支障をきたすほどの状態をいう。「更年期症状」は多くの更年期女性に程度の差はあれ出現するが，更年期女性が皆「更年期障害」に至るわけではない。

になる人とならない人がおり，ならない人の因子）についての研究に発展していった．21世紀に入って，その研究範囲は多くの精神疾患に拡大している[6]．

　病気になる要因ばかりでなく，健康でいられる要因に着目することは画期的といえる．しかしながら，病気になってしまった場合には疾患の成り立ちから治療を考えることが必要であるし，病因やリスク要因を理解して，予防を考えることもまた重要である．これをふまえ，次に心身症の治療について述べる．

2　心身症治療の基本概念

　心身症治療の基本的な考え方について，石川の「信号と象徴よりみた心身相関」[7]という1985年の日本心身医学会会長講演記録がある．当時からすでに30年近くが経過しているが，心身症治療の基本概念として現代でも忘れてはならない視点である．

　この中で石川は，「パブロフの条件反射を原理とする行動療法」と「フロイトの精神分析を原理とする精神療法」の対立を問題視し，この二者を統合する理論的基盤として「信号と象徴の原理」を提出している．この二者の基本的な原理については次章以後において解説するが，ここでは石川がこの二者をどのように取り扱ったかを紹介したい．

　少し長くなるが，石川が具体例をあげて説明した部分を引用[7]する．

　　すなわち条件反射は，信号と象徴の原理からいえば主として信号を主体とし，精神分析の場合には主として象徴を主体とする治療であるということができる．

　　これを具体的に腹痛の例で考えてみると，まず胃の機能的な障害があり，それが迷走神経を介して痛みの信号を中枢に送り，そしてそれを痛みと感じるのである．この過程においては，痛みという症状は信号としての意味がある．

　　たとえば試験の前に必ず胃の機能異常がおきて，腹痛がおきるという場合には，試験という状況と条件づけられた痛みという信号が，患者を苦しめるという心身相関の機序が考えられる．そしてこの限りにおいては，試

験という社会的な事件に対する条件づけを，たとえば自律訓練法等によって脱条件づけすることによって，痛みの信号は消失する。

　しかし，このような行動療法的アプローチで腹痛が消失しない場合もある。そのような場合には，さらに患者の生活史に戻って，幼時の父親あるいは母親との間の心理的葛藤にさか登る必要がでてくる。そして試験の時に胃が痛むということは，実は試験によい点を取らなければと思い，小学生の時に父親に「よい点を取らなければならない」と厳しく叱られたという思い出がかかわっていることが明らかになる。

　つまり患者は怠けたいという本能的欲求が父親に罰せられるということによって，試験にいい点をとらなければならないという，いわば超自我によって抑圧されていたということが明らかになってくる。となると試験の時に胃が痛むということは，実は父親の患者に対する幼時からの超自我を介しての抑圧であるという，その生活史的な意味が明らかになる。つまりこのような精神療法的な過程においては，試験の時に胃が痛むというのは，父親による抑圧という象徴的な意味をもっていることが明らかになる[注1]。

　このレベルにおいては胃の痛みはもはや信号ではなくて，象徴的な意味となっているわけである。したがって治療としては，この象徴的な意味について患者が洞察するということによって，克服が可能であるということになる。

　石川はこのように述べたうえで，症状を各種の「信号」としてとらえて診察と診断により原因を明らかにし，原因を取り除くアプローチを「医療モデル」と位置付けている。そして，症状を「象徴」としてとらえてその生活史的な意味を問う治療を，症状消失ではなく，その心身症の症状を媒介としてより前向きに患者の自己実現を成長させるアプローチとして「成長モデル」と位置付けている。

注1：石川は「超自我によって抑圧されていた」「父親の患者に対する超自我を介しての抑圧」という表現をしている。精神分析用語の「抑圧」は防衛機制の一種である（本書第2章参照）。「父親による抑圧」という表現は通常はしない。ここでは「父親におさえつけられる」というほどの意味であると考えられる。

表1 緊張型頭痛における信号と象徴の例

頭痛の種類	とらえ方の例	治療方法
信号としての頭痛	筋肉の緊張という信号	筋弛緩薬投与(身体へ)
	精神的緊張という信号	抗不安薬投与(身体・心へ)
	特定の状況で緊張するという信号	認知療法・認知行動療法(心へ)
	筋緊張が常態化しているという信号	バイオフィードバック療法(身体・心へ) 自律訓練法(身体・心へ)
象徴としての頭痛	母親からの重圧の象徴	精神分析的精神療法(心へ)

　さらに心身症という病態は「信号」と「象徴」の二面を有することを強調し，この病態を患者が自己実現・自己成長の媒介としてとらえる可能性を示唆している。石川はこのとらえ方について，「心身症という病態は(中略)一般の身体疾患と異なり」と断っている一方で，「このことは他の身体疾患においても，大なり小なり存在している」とも述べている。感染性疾患である風邪やインフルエンザであっても，個人の抵抗力が弱まっているときに罹患しやすいことは，今日一般に認められている。そして抵抗力・免疫力が心理社会的ストレスの影響を受けることも，今日までの研究で知られていることである。そうすると風邪でさえ，「ウイルス感染」「過労」といった「信号」の側面と，たとえば「倒れるまで働かないと働いたとはいえない」というような生活史からの信念の表現，すなわち「象徴」である可能性も出てくるであろう。

　石川は，心身症を「信号」と「象徴」の両側面からとらえることの重要性を強調している。ここで「心身症に心身両面からアプローチする」ということについて，この2つの側面から整理しておきたい。身体への治療は症状を「信号」としてとらえ，心への治療は症状を「象徴」ととらえるという単純な図式ではないことの確認である。緊張型頭痛を例に説明する(**表1**)。

　緊張型頭痛は慢性頭痛の一種で，頭痛の原因となる基礎疾患のない一次性頭痛に分類される。その病態生理は完全に明らかにはされていないが，頭部の筋肉の緊張が関連している。その発症や経過には心理的ストレスをはじめとする心理社会的因子が影響することが知られている。この緊張型頭痛の治療として，急性期(強い頭痛が起こっているまさにそのとき)には鎮痛薬を使用するが，慢性頭痛であるので，予防的治療を検討する場合について考えてみよう。

緊張すると筋肉が収縮し頭痛がするというメカニズムに注目し，頭痛を「筋肉の緊張の信号」ととらえて筋弛緩薬を投与するという治療方法がある。これは「身体」に対する典型的なアプローチである。同時に「精神的緊張の信号」であるととらえて抗不安薬を投与するのは，脳という「身体」へのアプローチであると同時に「心」へのアプローチともいえよう。特定の状況で緊張するということの信号であるとわかれば，認知面に働きかける認知療法・認知行動療法が可能であり，これは「心」へのアプローチである。筋緊張が常態化しているという信号ととらえてバイオフィードバック療法や自律訓練法を用いることも可能である。これは「身体」へのアプローチであると同時に「心」へのアプローチである。もしも筋緊張をたとえば母からの重圧の「象徴」ととらえるとすると，それは精神分析的精神療法の活躍する領域となる（そういうとらえ方自体が，精神分析的視点の「診断面接」によって，あるいは精神療法の治療経過中にはじめて明らかになる場合が多い）。これはもちろん「心」へのアプローチである。

　このように，心身両面からのアプローチは症状を「信号」ととらえることと「象徴」ととらえることの両面から成り立っている。そして，上の例で明らかなように，心の治療もほとんどの場合症状を「信号」ととらえていることがわかる。誰もが忙しい現代，「信号」をキャッチして対策をとることが優先されるのはやむを得ないであろう。しかし，そういう時代であるからこそ，症状には「象徴」としての深い意味もありうることを頭の隅に置いておきたいものである。

文　　献

1) 日本心身医学会教育研修委員会 編：心身医学の新しい診療指針. 心身医学, 31：537-573, 1991
2) 中島弘子：第1章 心身症治療の基本. 心身症と心理療法（中島弘子 編著, 筒井末春 監）. pp1-4, 新興医学出版社, 東京, 2002
3) 筒井末春, 大谷　純：心身医学（久住眞理 監修）. 人間総合科学大学, 埼玉, pp1-16, 2008
4) 山崎喜比古, 吉井清子 監：健康の謎を解く—ストレス対処と健康保持のメカニズム（アーロン・アントノフスキー 著）. 有信堂高文社, 東京, 2001

5) 橋爪　誠 訳：健康生成論の理論と実際―心身医療，メンタルヘルス・ケアにおけるパラダイム転換―(Schüffel, Brucks, Johnen, 他 編)．三輪書店，東京，2004
6) 筒井末春：心身医学からみた心身健康科学の今日的課題．人間総合科学，**20**：1-13，2011
7) 石川　中，末松弘行：信号と象徴よりみた心身相関．心身医学，**25**：481-484，1985

コラム　安定した環境の提供

　人生の中で，「安定した環境の提供」が特に重要な時期がある．生まれてから最初の数年（初期の重要性が特に強調されるが子ども時代全般といってよいだろう）である．

　本書第2章でアモンによる心身症形成に関する精神分析的理論を紹介した．心身症では早期の母子関係でウィニコットのいう「促進的環境」が提供されず，自我境界の形成不全となっているという．促進的環境の詳細については成書に譲るが，自我境界の健全な形成には，言葉を変えると「安定した環境（安心できる環境）」が必要なのである．たとえば乳幼児が泣いても乳が与えられるかわからない，おむつを替えてもらえるかわからない状況，あるいは優しい母親がいつ鬼のように豹変するかわからない状況は，子どもにとってきわめて不安定な環境といえる．

　心療内科臨床や精神療法場面でお会いする患者さんには，子ども時代が安定した環境ではなかった方が少なくない．それはまた，外からみて幸せそうな家庭であるかどうかとは必ずしも関係がない．子ども時代に安定した環境が得られないと，しっかりした自我境界を形成することは難しい．

　第4章では，精神療法施行における「安定した構造の重要性」を強調した．治療において自分の内面に取り組むとき，外側の構造（治療構造）の安定が内面の安定を援助することになるのである．

第 2 章
心身症と精神分析理論

第1章で紹介した石川の「信号と象徴よりみた心身相関」において言及された2つの理論のうち1つが,「フロイトの精神分析を原理とする精神療法」である。本章ではこの理論について概説する。

心身症にかかわる精神分析的理解は幾多の研究の流れがある。前田[1]は心身症の精神分析的研究について,1980年に精神分析の専門誌上において詳しく解説している。本章では精神分析的理論の詳細に入るのではなく,フロイトに始まる大きな流れとわが国で紹介されている重要な理論を中心に論じる。

1　フロイトの「ヒステリー性転換」と「不安神経症」

それまで目を向けられなかった「無意識」の存在に注目し,精神分析を創始したフロイトは,身体症状に心が関与しうることを体系的に論じた最初の精神医学者でもあった。

フロイトによる心身問題の扱いは大きく2つに分けられる。1つが「ヒステリー性転換」,もう1つが「不安神経症」という考え方である。

(1) ヒステリー性転換

フロイトははじめから「精神分析」を目指していたわけではない。ウィーンのユダヤ人家庭で育ったフロイトは,1885年,神経病学者としてパリのシャルコー(Charcot, J. M.)のもとに留学する。シャルコーは,それまで「子宮の病」や「仮病」,あるいは「悪魔つき」とみなされていた「ヒステリー」をはじめて科学的,医学的に扱い,それが心理的原因で起こることを証明する方法として,催眠によって同様の症状を再現してみせていた[2]。

「ヒステリー」という用語は現代でも用いられるが,さまざまな意味をもっている。「ヒステリー」という用語の多義性については,世界保健機構(WHO)による診断基準,ICD-10[3]においても「解離性および身体表現性の障害,ヒステリーとの関連において」という題で解説されている。そこでは「ヒステリーという用語は,多くのさまざまな意味合いをもっている」(そのためヒステリーという用語自体はICD-10の診断分類には用いていない)こと,一人の患者が「解離症状」や「転換症状」のさまざまな症状をもっていることが

述べられている。そして ICD-10 ではその病態は解離性(転換性)障害として1つにまとめられている。一方、アメリカ精神医学協会による DSM[*2] では、DSM-Ⅲ以降「解離性障害」と「転換性障害」は別の診断分類となっている。

「解離」というのは、通常統合されている意識、記憶、同一性などが破綻しているもので、二重人格、多重人格(ジキルとハイドのような)はこのメカニズムに属する。一方「転換」は、解決できない問題と葛藤により生じた不快な反応が、症状に置き換わることをいう。

シャルコーの催眠実験に衝撃を受けたフロイトは、さらに先輩のブロイアー(Breuer, J.)からヒステリーの治療経過の話を聞き、感銘を受ける。それはアンナ・O(Anna, O.)という女性の患者であった。

用語解説 *2　DSM(Diagnostic and Statistical Manual of Mental Disorders)

米国精神医学会による精神疾患分類で、1952年の第1版以来改訂を重ね、2013年には DSM-5[4)] が刊行されている。1980年刊行の DSM-Ⅲ以来わが国でも広く使われている。DSM-Ⅲでは neurosis(神経症)という用語が使用されなくなり、また診断に際して精神疾患名だけではなくパーソナリティ障害や身体疾患、心理社会的問題や機能の評定なども記載する、Ⅰ～Ⅴ軸の「多軸診断」が導入されたのが大きな特徴であった。

ヒステリー関連障害については、DSM-Ⅲ以後「転換性障害(conversion disorder)は「身体表現性障害(somatoform disorder)」の下位分類に位置づけられ、一方の「解離性障害(dissociative disorder)」はさらにその中に下位分類をもつものとして、別個に扱われてきた。DSM-Ⅲと DSM-Ⅲ-R では解離性障害に(またはヒステリー神経症、解離型)という括弧がついていたが、DSM-Ⅳ以後はない。DSM-5 では多くの改変があり、転換性障害は「身体症状症および関連症群（somatic symptom and related disorders)」の中で「変換症/転換性障害（機能性神経症状症）〔conversion disorder (functional neurological symptom disorder)〕」と記載された。DSM-Ⅲ以来の多軸診断も変更になっている。

> **古典的症例1　アンナ・O**
>
> 　アンナは原因不明の激しい咳・四肢の強直性麻痺や知覚障害，視力・言語の障害などを呈していた。ブロイアーは往診で「催眠暗示療法」を用いて治療していたが，やがてアンナは往診時間と一致して自己催眠に陥るようになり，自己催眠状態でさまざまな話をするようになった。そして，あるときある症状が現れたときのことを詳しく回想すると，その症状はすっかり消失したのであった。

　ブロイアーはこの技法を「催眠カタルシス」とよび，フロイトもそれを用いていた時期があるが，間もなくフロイトはアンナのような催眠状態に入る患者がそれほど多くないことに気づき，催眠に導入するのではなく「自由連想法」という「心に思いついたことを何でも話す」という精神分析の基本技法にたどりついたのであった[2]。

　1895年にブロイアーと共著で出版した「ヒステリー研究」[5]は，まだ「精神分析」という用語は用いられていないが，精神分析の誕生を告げる書ともいわれる。

　この中でフロイトは，ミス・ルーシー・R（Miss Lucy, R.）やエリザベート・フォン・R嬢（Fräulein Elizabeth von R.）といった，精神分析史上有名な症例を報告している。

> **古典的症例2　ミス・ルーシー・R**
>
> 　ルーシーは，工場主の家に家庭教師として住み込んでいた30歳の未婚女性であった。鼻炎では説明できない，特定のにおいに悩まされてフロイトに紹介された。フロイトの治療を通し，ルーシーは妻を亡くした家庭教師先の主人を愛していたこと，しかし主人のほうは自分に特別な気持ちはないことがわかり，自分の気持ちはみないようにしていたことが明らかになっていった。特定のにおいのうち，はじめに問題となった「焦げたプディングのにおい」はその家を去ろうかと考えていたときに可愛い子どもたち（＝愛しい主人）がまとわりついてきてプディングを焦がしてしまったにおいであり，ついで表面化した「葉巻のにおい」は主人が自分を厳しく叱ったことを思い出させるにおいであった。

> **古典的症例3 エリザベート・フォン・R嬢**
>
> エリザベートは、24歳の知的で正義感の強い令嬢であった。両足の疼痛による歩行困難のためにフロイトに紹介された。エリザベートは心臓病で父親を亡くし、その後結婚した姉も心臓病で亡くしていた。強い痛みは、姉がまだ生きているときに保養地で他の人達と行った長い散歩の後出現しており、当初は過労と冷えによると考えられていた。しかしフロイトの治療を通し、その散歩は姉をおいて義兄と楽しい時間を過ごしたものであったこと、亡くなった姉を見たときに「これで義兄の奥さんになれる」という考えが稲妻のように浮かんでしまったことなどが明らかになっていった。

これらの症例では、耐えがたい考えや葛藤が抑圧され、身体症状に形を変えて現れている。たとえばルーシーの症例では、家庭教師として住み込んでいた家の主人への恋心が抑圧され、「焦げたプディングのにおい」や「葉巻のにおい」といった症状(幻臭様症状)となり、またエリザベートの症例では、姉の夫への恋心が激しい罪悪感とともに抑圧され、激しい下肢の痛みとなっている。これらの心的内容は、無意識の中に隠されていたが、フロイトとの治療の中で意識化・言語化され、それとともに身体症状は消失するのである[5,6]。これら「ヒステリー性転換」の症状は、「耐えがたい観念の代理」と考えられた。

以上がフロイトによる心身問題の考え方の第1の側面である。

(2) 不安神経症

心身問題についてもう1つフロイトが提示したのが「不安神経症」の概念である。フロイトが「性」をその理論の中心に据えていたことは有名であるが、フロイトはヒステリーを性的な抑圧に起因すると考え、一方、不安神経症を発生させるのは「身体的な性的緊張を心的なものから引き離しているものすべて」、すなわち不満足な性生活などであるとした。そしてヒステリーと強迫神経症は過去の性的問題が原因である「精神神経症」、不安神経症と神経衰弱は現在の性的問題が原因である「現実神経症」と分類した[7~10,注2]。フロイトは不

注2:文献7~10)の2010年発行の全集では従来本邦で使われてきた「現実神経症」が、過去に対しての今という意味で「現勢神経症」と訳されているが、本書では従来使われてきた「現実神経症」を採用する。

安神経症の発症契機に「驚愕感情」が多くみられるとしても，それはあくまで発症のきっかけであって原因ではなく，原因は性的問題であると主張したのである[8]。フロイトは初期の論文でこのことを述べているが，後年（1916〜1917年）の「精神分析入門」[11]においても現実神経症は性的障害の直接的な身体的結果であると述べ，現実神経症の諸症状には何の心的意義もないと述べている。

フロイトが提示した「不安神経症」という用語は最近まで精神医学で用いられてきた（後にパニック障害と診断分類される）が，性的病因説はずっと以前に放棄されている。しかし，後の心身症理解にとって重要な部分は，フロイトがヒステリーは精神分析によって解明できるが，不安神経症はできないとした部分である。不安神経症の構成要素は「不安の表出という直接的なものか，もしくは不安の残滓や等価物」〔ヘッカー（Hecker, E.）〕として理解されるべきものであるとフロイトは述べる。そして，「不安神経症とヒステリーのいずれにおいても，興奮は心で処理される代わりに身体的な側面へと逸脱してしまうのである。両者の相違は，その転置の過程において神経症が表出される興奮が，不安神経症においては純粋に身体的（身体的な性的興奮）であるのに対して，ヒステリーの場合には心的（葛藤によって惹起されたもの）であるという点だけである」[7]と述べるのである。

このようにフロイトが種々の「原因不明」の身体的症状に心の関与を認めて研究を始め，「無意識」という概念を用いて説明した時代，これが心身医学の黎明期である第1期である。

精神分析からの心身症理解は，フロイトのこの考え方を基盤として発展していった。

2 アレキサンダーの自律神経反応論

フロイトの「転換ヒステリー」（精神神経症）と「不安神経症」（現実神経症）という心身問題に対する2つの考え方は，その後の研究者によりそれぞれに発展していった。そのうちの1つが，アレキサンダー（Alexander, F.）による「自律神経反応論」である。これは心身医学の歴史第2期を形成する，力動精神医学の代表的理論である[12]。

シカゴ精神分析研究所のアレキサンダーは，心身医学の祖ともいわれる。アモン(Ammon, G.)[13]は，アレキサンダーの心身症理論はフロイトの「不安発作の等価症」概念を基盤にしていることを指摘する。

アレキサンダーは，フロイトの「転換ヒステリー」は，「慢性の情動葛藤に対して身体症状が進展する」こと，「情動が正常な経路で自然に表出され緩和されない場合，その情動は慢性の精神あるいは身体的障害の原因になりうる」とし，「転換症状は，情動で満たされた心的内容の象徴的表現」であり，「情動緊張を放出する試み」であり，「随意神経系や知覚受容体など，本来情動緊張を表出し，緩和する機能をもつ部位に起こる」と説明した。一方，自律神経に支配される「植物臓器」の機能的障害を「植物神経症」とよんで，区別した。そして，植物神経症は「情動を表出するという試みではなく，持続的あるいは周期的に再発する情動状態に対する，植物臓器の生理的反応である」とした。そして例として「怒りの際の血圧上昇は，怒りそのものを和らげるものではなく，怒りという全現象のうちの生理学的部分」と説明している[12]。

「精神神経症」では「現実の代わりに空想で行動することにより，運動活動が心理的活動にとって代わられる」。そしてその症状は「外界との関係を調整する部位の中枢神経活動が基礎となって作られて」おり，「症状は，生体の外界との対応を分担する随意筋系と知覚系に限定されている」とする。一方「植物神経症」では，「情動緊張は緩和されずに慢性の内的植物機能の変化がもたらされる」。そしてアレキサンダーはこの状態を，交感神経系が優位な場合と副交感神経系が優位な場合に分けて考察している。交感神経系は「内的植物機能と外界志向的行動を仲介する位置に」あり，「外界の諸問題の解決を目指す行動をとるように植物機能を調整し変化させる」とする。一方，副交感神経系が優位な際の疾病では，「外的な問題の解決からの，より完全な形での引きこもりがみられる」とする。これは，「症状と関連している無意識的な心理的要素に，発達初期の母体に対する植物的依存状態への引きこもりがみられる」ということで，たとえば消化管症状で悩む患者は，「闘争するかわりに養われる準備をする」というわけである。この様式を図式化したのが有名な「植物機能障害の病因における特異性概念の図式的説明」(**図**)である[12]。

図の右の円環は，「競争的で攻撃的な，そして敵対的な態度の表出が，随意

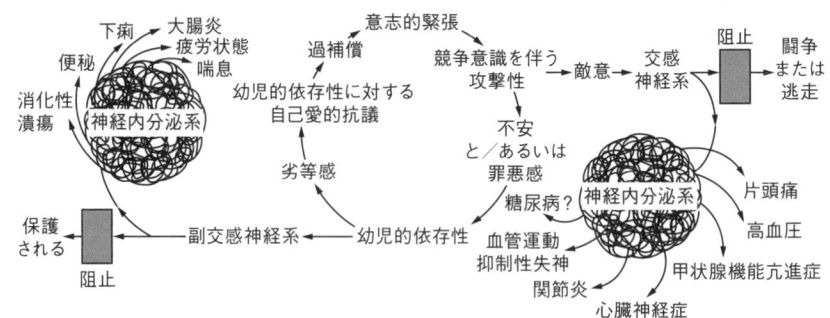

図　アレキサンダーによる「植物機能障害の病因における特異性概念の図式的説明」
(Alexander, F 著，末松弘行 監訳：心身医学．学樹書院，東京，p52，1997[12] より)

的行動において阻止されたとき」の様子を表している．要するに攻撃的感情が実際場面で表出されない状態である．その場合は「交感神経系の副腎系が亢進した状態が維持され」「調和的随意的行動において，闘争または逃走が行われないために，その亢進状態は続く」とされる．アレキサンダーは例として，本態性高血圧に罹患しているが，その表面的行動は抑制され過剰な自制をしているようにみえる患者や，怒りを表現しない片頭痛患者をあげている[12]．

　一方，左の円環は「救いを求める退行的傾向が，内的にこれらの傾向が認められないためか，あるいは外的環境が許されないためか，表面的行動に十分実現されていない」ときの様子を表している．その場合は「副交感神経亢進の結果起こる機能障害を呈するようになる」とされる．例として，「過度に活動的で精力的な消化性潰瘍の患者」「集中的努力を要する活動をしようとするといつも慢性的，無力的な疲労を起こす患者」をあげている[12]．

　しかしながら「この２つの反応型」は，単純に表面上の人格と一致しないこと，同じ人に異なった時期や，ときには同時にみられることもあると述べている．

　アレキサンダーは，これらの考えに基づき，「消化管障害」，「呼吸器系障害」，「心血管系障害」，「皮膚疾患」，「代謝・内分泌系障害」，「関節・骨格筋障害」における「情動性要因」と，「生殖器官の機能とその障害」について詳細に論じている．これらの精神分析的理解は当時の精神分析家の臨床観察からの理解であり，今日支持されているとは限らないが，心身症の１つの切り口として心身医学の歴史上意義がある．

3 アレキシサイミア

(1) アレキシサイミアとは

　アレキシサイミア（アレキシシミア，alexithymia）は米国の精神分析医シフネオス（Sifneos, P. E.）がさまざまな心身症患者を観察して提唱した概念である。

　前田[1]はシフネオスによるアレキシサイミアの特徴を，①想像力が貧弱で，心的葛藤を言語化することが困難である，②情動を感じることと，その言語表現が制限されている，③事実関係をくどくどと述べてるが，それに伴う感情を表出しない，④面接者との交流が困難であると紹介している。成田は自身の著書「心身症と心身医学 一精神科医の眼」[14]において，アレキシサイミアを1節を割いて詳しく論じている。以下，成田[14]を参考にアレキシサイミアについて紹介する。

　アレキシサイミアという用語は，シフネオスがギリシャ語を元に作成した「情動を表す言語が欠けている」という意味の造語である。日本語では，日本に心身医学を広めた九州大学の池見が「失感情症」と訳した用語が広く用いられている。

　池見は，神経症と心身症を比較して自らが心身症の特徴として抽出していた，「情動の認知や言語化が少ない」「夢やファンタジーに乏しい」といった特徴とよく一致していて驚いたということである。しかしながら，アレキシサイミアがすべての心身症患者の特徴かとなると，それには異論が多い。さらに，心身症でない者の中にも，アレキシサイミアの傾向を有する者はみられるとされる。

　しかしながら，心身症と神経症を比較したときに，前述の池見のように，心身症患者にはアレキシサイミアの傾向を有するものが多いという臨床的印象は多く聞かれる。

　シフネオスやネマイエ（Nemiah, J. C.）らのいわゆるボストン・グループは，アレキシサイミアに遺伝的，生物学的，神経生理学的基盤を求める。一方パリ学派の「機械的思考」概念を引き継ぐステファノス（Stephanos, S.）は，同様の現象に対して生物学的基盤ではなく，幼児の早期の対象関係[*3]の欠陥を主張している。

シフネオスは，アレキシサイミアの患者に力動的（精神分析的）精神療法を適用することを禁忌としているが，シフネオスのいう力動的精神療法とは，寝椅子を用いた古典的精神分析療法である。シフネオス自身，寝椅子を用いた古典的精神分析の導入によって症状の増悪や行動化が出現した患者を，対面法による支持的精神療法で回復させている[*4]。成田も指摘するように，日本の精神療法家が行う精神分析的精神療法は支持的要素を含んでいる場合がほとんどなので，シフネオスのいう禁忌の精神療法にはあたらないと考えられる。これについては第4章でふれる。またクリスタル(Krystal, H.)は，①患者にアレキシシミックな障害の性質を観察させる，②患者が感情耐性を発展させるよう援助する，といった技法上の修正によって力動的精神療法が可能であるとしている。

(2) アレキシサイミアという概念をめぐって

成田は「アレキシシミアは存在するか」という問題提起をし，その現象自体は確かに存在するが，必ずしも心身症特有のものではない可能性を指摘している。そして，精神科を受診する心身症者の観察から，パーソナリティ障害，特に境界例事例との病態の類似性を指摘し，「感情を精神内界で体験し言語化することが困難で行動化しやすい」という共通の特徴をあげ，「心身症者も境界

用語解説＊3　　　対象関係

自己と対象（他者）との関係を表現する精神分析用語である。実際の対人関係そのものとは異なる，自我機能（本書 p27 参照）の1つである[15]。

用語解説＊4　　　行動化(acting out)

精神医学，特に精神療法で用いられる用語で，患者が心的葛藤を「言語化」せずに面接場面以外で行動（特に問題行動）で表現することをいう。自傷行為（リスト・カットなど），アルコール多飲，過食，事故などが典型的である。患者にはそれが葛藤の表現であるという自覚はないことが多い。

例も，みずからの心にも他者にも『ふれる』ことがむずかしく，『打ち明ける』ことができないのである」と述べている．成田も指摘しているように，そうした特徴が"精神科を受診している（身体各科での対応では不足の）"心身症者の特徴であるのか，心身症者全体の特徴であるのかは明言できない．身体疾患によって日常生活に何らかの不自由を抱えながらも，精神内界とは絶縁して静かに（行動化せずに）暮らす心身症者も多いのではないかというのが筆者の考えである．たとえば心理社会的要因によって軽快・増悪する消化性潰瘍や冠動脈疾患の患者が皆行動化しているとは思えない．パーソナリティ障害についての詳しい解説は成書に譲るが，心身症者の行動化など境界例との類似性は，心身症を単純な身体疾患としてではなく，心理的要因の強いものとして精神内界に分け入って治療しようとしたときに問題になってくることではないかと考える．

　心身症患者への心理的接近が容易でないことが多いことは，多くの医療者は実感していることであると思う．本書序文でふれた「ストレスがあるから病気になった」というような単純な問題ではない所以はこのアレキシサイミアという現象にも内包されている．

　筆者自身は，アレキシサイミアの著明な心身症者に精神分析的精神療法を適用することには反対である．「精神内界を自分にも他者にも閉ざす」という現象は，患者の心を守る重要な「防衛」であると考えるからである．自分の心と向き合うという作業はそれをあえてしたいという本人のはっきりした動機付けなしにできるものではないし，危険ですらある．精神分析的精神療法で自分と向き合うプロセスには，動機付けがあっても幾多の困難がある．アレキシサイミアが著明な心身症では，心理的に侵入的にならないよう純粋に身体的な治療を優先し，心理的介入としては行動変容を目指す行動療法が適切なのではないかと思う．洞察が役に立つと推測される場合にも，十分な治療関係を前提として侵入的にならないようにする配慮が必要であると考える．

4　アモンの「精神分析と心身医学」

　アモンは皮膚科医としてスタートしたドイツの精神分析医で，ドイツの精神分析・心身医学において中心的役割を果たしてきた．アモンの1974年の著書

は「精神分析と心身医学」[13]という表題で青木によって訳され，日本の心身医学領域に広く知られることとなった。前項で紹介した成田も，自説と共通するところの多いものとしてこのアモンの書を紹介している。本書執筆時点で，この書籍は絶版のようで残念な限りであるが，図書館などにおいて閲覧することができるので，心身症の心理療法に興味のある方は是非一読していただきたい。

「精神分析と心身医学」では，まず第1部で，アモンは心身症の精神分析理論をフロイトから順序立てて解説している。日本の心身医学領域において，フロイトの心身問題への理解の仕方として「ヒステリー性転換」と「不安発作の等価症」が対概念として広く知られることとなったが，これはこの書籍によるところが大きいと思われる。フロイトの著作をあたってみると，フロイト自身は「不安発作の等価症」という用語を初期の著作でヘッカーの用いた用語として言及してはいるが，それほど強調していない。フロイトは「不安神経症」という用語を提出し，それについては特に性的側面からの理解を繰り返し論じている（本書第2章 [1] フロイトの「ヒステリー性転換」と「不安障害」）。

アモンはフロイトの論じたことから，特に心身症の理解に重要な部分を抽出し，わかりやすく整理している。そして，フロイト以後の展開として，ヒステリー性転換の概念から発展したものとしてドイチュ（Deutsch, F.）の「身体言語」概念，「不安発作の等価症」概念から発展したものとして先にあげたアレキサンダーの自律神経症概念などを整理している。

アモンはその後の精神分析的考察，特にフェダーン（Federn, P.）の「身体自我感情」をふまえて独自の理論を展開しており，「心身症状は，いわば"悩む（suffering）"という意味で苦痛な出来事の加工を脆弱な自我に免れさせるべき機能をもっており，したがって，苦痛感情が"感じる（feeling）"という意味で自我異和的となり，慢性化した形態として理解できよう」[13]という。そして，「心身症状は，自我境界の形成の際に生じた自己愛的障害を埋め，代償することによって，人格の統合性を保とうとする自己破壊的努力として理解される」[13]というのである。

アモンは心身症患者を身体自我形成の際に「自己愛的障害という形の損傷」を被り，「その損傷が，共生的依存からの脱却と固有の同一性の境界設定を不

可能にした」という。そしてその起源を発達早期の母子関係に求めている。「心身症をつくる母子関係」では，母親自身に自我同一性の葛藤があり，その同一性の損傷のために，「完全ないい子どもの完全ないい母親」であることを求め，「新生児の身体的な無力さと不完全さのために，特に子どもが期待した性でない場合には，それを著しい自己愛的損傷として体験する。すなわち母親は，子どもを一次的に欠陥があり，不満足なものとして体験し，子どもの身体的欲求をつねに新たな損傷として体験する」[13]と述べている。子どもの自己の欲求には敵意と無理解で反応する一方，子どもが病気になると「完全ないい母親」が体験できるために，献身ができる。

すなわち，心身症者の母親は初期の共生関係の中で外的に身体自我境界を準備する，ウィニコット（Winnicott, D. W.）のいうところの促進的環境（facilitating environment）としての機能を果たすことができないために，子どもには身体自我および自我境界に欠陥が生じる。母親は一方では完全な子どもであることを要求し，他方では子どもに固有の欲求と関心には敵意と無理解で反応する。その結果，子どもの自律性志向や建設的攻撃性は発達せず，破壊的攻撃性となって自己の身体に向かうというのである。

そして，「心身症を含む原初的自我疾患における症状行動は，欠如した精神構造を代理する役割，すなわち自己愛的障害を代償しこの障害に伴う原初的分離不安と虚無不安を防衛している」[13]としている。

このような理解から，アモンは精神分析的な精神療法および精神分析的なグループ療法を心身症治療に用いている。

5　「自我」の機能と「防衛機制」

(1) カンバーグによる病態水準の分類

先のアモンの心身症理論では，母親自身に「自我同一性」の葛藤があり，その子どもが適切な「自我境界」を形成できないことが心身症の要因であるとされた。

精神分析理論において，この「自我境界」が確立しているか，していないかということはその人の「人としてのまとまり」（自我同一性）が確立しているか

表2 自我機能と病態水準

	自我境界	現実検討能力	自我同一性	防衛機制
神経症性水準	確立	良好	獲得	神経症的防衛機制
境界水準	ときにあいまい	ときに不良	拡散	原始的防衛機制
精神病性水準	弱化または崩壊	不良	拡散	原始的防衛機制

否かにかかわる重要な問題である。その不確立は，さまざまな根本的問題を引き起こすことになる。

カンバーグ(Kernberg, O.)[16]は，パーソナリティの構造を，「神経症性(neurotic)」「境界(borderline)」「精神病性(psychotic)」の3水準に分類した。

この水準は，自我がどの程度の強固さ・確かさをもっているかによって区分され，「同一性の統合度」「防衛機制の種類」「現実検討能力の有無」によって分類される[15]。これを**表2**を用いて説明する。

「現実検討能力」「自我同一性」「防衛機制」の他に「自我境界」の項目を示す。自我境界が確立しているかどうかが「同一性の統合度」の程度，「現実検討能力の有無」に影響を与えることになる。

(2) 神経症性水準と精神病性水準

まず「神経症性水準」をみてみよう。神経症性水準では，自分の内界と自分の外の世界ははっきり区別されている。自分の内界と外で起こっていることが取り違えられることはない。すなわち「自我境界」は確立しており，「現実検討能力」は良好で，「自我同一性」は獲得されている。そして主に使用される「防衛機制」は神経症的防衛機制である。一方，「精神病性水準」では「自我境界」は弱化，もしくは崩壊している。これに伴って「現実検討能力」は不良であり，「自我同一性」は拡散している。この水準で使用される「防衛機制」は原始的防衛機制である。

「自我境界が確立している」とは，自分の内界と外界(自分の内と外)の間の「壁」がしっかりしているということである。何のことかと思われるかもしれないが，これが「弱化または崩壊」している状況を考えるとよくわかる。統合失調症などの精神疾患で「妄想」や「幻覚」という症状がある。たとえば「世界が今にも破滅してしまう」という妄想を「世界没落体験」というが，実際に

は世界が破滅するわけではない。実際にはその妄想を抱く本人の中で大きな混乱が起こっている（内的体験）のだが，本人はそれを自分の外側の出来事（外的体験）と感じている状態である。つまり，自分の内界と外界の間の壁がしっかりしておらず，自分の心の中のことと実際の外のことの区別がつかなくなっている状態といえる。一方「神経症性水準」ではこのような内界と外界の区別（自分の中の不安と実際に外で起こっていることの区別）ははっきりできる（自我境界が確立している）のである。

「現実検討」とは，現実を現実として正しく認識できることをいう。自我境界が弱化または崩壊している精神病性水準では，「現実検討」は不良である。先の例でいえば，実際には世界が破滅しないのに，破滅することが現実であると誤認識している。一方，自我境界が確立している神経症性水準では現実のことを現実として，内界のこととは区別して認識できるので，「現実検討」は良好ということになる。

「自我同一性」とは，自分をひとまとまりの自分として認識できているかどうかということである。自我境界が弱化または崩壊している精神病性水準では，どこまでが自分の中で起こっていることで，どこからが外の出来事かの区別ができない。したがって，「自我同一性」は獲得されていない（拡散している）。自我境界が確立している神経症性水準では，どこまでが自分の内界のことかはっきりしているので，「自我同一性」が獲得されている。

(3) 境界水準

ここまでは比較的わかりやすいと思われるが，少々難しいのは「境界水準」である。これは，「境界性パーソナリティ障害」において特徴的な状態であるが，必ずしも境界性パーソナリティ障害でなくても認められる病態水準である。

境界水準において「自我境界」は「ときにあいまい」である。たいていの場合，境界水準では自分の内界と外界の区別がついているが，ときにあいまいになる。たとえば，自分の中で起こっている感情を受け入れられず，相手の感情であると感じることがある。境界水準の人と面接しているとき，「今日，先生は最初から怒っている」などといわれて驚くことがある。実際にこちらの機嫌が良くなかったのならともかく，自分としてはむしろ気分が良いときにでもそ

ういわれることがある。本人の中に怒っている感情があるが，それを受け入れられないときに，後述する「投影」という防衛機制が使われるとこのような現象が起こる。自分の中の感情(内界)を自分のものではなく，相手(外界)のものとして体験する状態である。このとき，自我境界はあいまいになっており，現実検討もあいまいになっている，すなわち「現実検討能力」が不確かになっている状態である。しかし，境界水準では通常は現実検討能力は保たれている。境界水準で主に使われる防衛機制は「原始的防衛機制」である。

境界水準では自我同一性は拡散している。そして，境界水準の大きな特徴は，対象関係が「部分対象関係」であることである。自我境界が確立し，自我同一性が獲得されていれば，自分も相手もひとまとまりの対象(全体対象)として認識されるが，境界水準の，ときにあいまいとなる自我境界の状態では，自分や相手を「全体」として認識することが難しい。

境界水準で繁用される防衛機制に「分裂」という原始的防衛機制がある。これは，自分も相手も「良い部分」と「悪い部分」に分裂させてしまい，「良いところも悪いところもある自分・相手」という認識ができない状態である。つまり，少し良いところがみえると良いところだけで全体を判断して「すごく良い人」になり，少しでも悪いところがみえると悪いところだけで全体を判断して「すごく悪い人」になってしまうのである。これは自分や相手全体をみているのではなく，一部分しかみていない関係である。これを「部分対象関係」という。部分対象関係では，「良い人」「悪い人」も簡単に反転してしまい，対人関係が大変不安定になりやすいのは了解できるであろう。

なお，カンバーグは正常なパーソナリティの特徴として，①自己についておよび重要な他者に関しての統合された概念をもつこと，②自我が強い(正常な自我同一性)，③統合され成熟した超自我，④リビドー的および攻撃的な衝動を適切かつ十分に処理できる(性的欲求を十分に表現できるとともに，攻撃性を昇華できる)ことをあげている[17]。

(4) 防衛機制の分類

病態水準の分類で，神経症性水準で主に使われる防衛機制が「神経症的防衛機制」，精神病性水準と境界水準で主に使われる防衛機制が「原始的防衛機制」

である。
　防衛機制は心身症の理解に際し重要な概念である。本章では防衛機制を心身症理解のための実際的な問題を含めて，詳しく解説する。
　精神分析では，人の心には，不安を防衛して心を守る機能があると考え，それを「防衛機制」とよんでいる。そもそも「防衛」という用語は1894年にフロイトが「防衛としての神経精神病」という著書で使用し，いったんは使用をやめながら，再び使用するようになったことを「自我と防衛機制」の著者であるアンナ・フロイト(Freud, A.)[18]が指摘している。
　フロイトは，心の構造は「エス(イド)」「自我」「超自我(スーパーエゴ)」からなると考えた。これを精神分析の「構造論」という[15]。そこで快楽を求める本能の極みである「エス」と，いわば道徳の極みである「超自我」との間で起こる葛藤を調整するのが「自我」の役割であり，そこで不安を「防衛」するのが「防衛機制」であるといえる。そして，先に述べたように防衛機制は，「神経症的防衛機制」と「原始的防衛機制」とに分類できる。
　主な防衛機制と，それにかかわる心身問題を概説する。

(5) 神経症的防衛機制
① 昇華 (sublimation)
　「昇華」は神経症的防衛機制の中でも最も水準の高い防衛機制である。本能的な欲求は，そのまま表出してしまうと社会的に問題であることが多くある。そうした欲求を社会的に受け入れられる，むしろ社会的に価値の高いものに変えるのが「昇華」という防衛機制である。たとえば，性的欲求，攻撃衝動などを美術作品や音楽作品を制作することに変える，文学を執筆する，演奏をするといったものである。

② 抑圧 (repression)
　「抑圧」は非常によく使われる神経症的防衛機制であり，フロイトが最初に認識した防衛機制もこの「抑圧」である。意識しがたい(つらい)ことを意識から無意識に閉じ込める，すなわち忘れてしまうものである。防衛機制としての「抑圧」は，忘れよう忘れようとする意識的な作業ではなく，心が「無意識的

に行うプロセス」である。本章①フロイトの「ヒステリー性転換」と「不安神経症」で解説した古典的症例1のアンナが，症状が現れたときのことを忘れていたこと，古典的症例2のルーシーが家庭教師先の主人への恋心をめぐる出来事を忘れていたこと，古典的症例3のエリザベートが義兄への恋心を忘れていたことはいずれもこの抑圧という防衛機制の働きである。

③ 転換（conversion）

「転換」とは心的葛藤を身体症状に転位させるものである。フロイトの古典的症例3エリザベートが義兄への恋心の抑圧とともに激しい大腿部の痛みと歩行困難をきたしたのは典型的な転換症状である。古典的症例2ルーシーの家庭教師先の主人への恋心と傷心の抑圧とともに幻臭様症状をきたしたのも転換症状といってよい。

心療内科ではこの転換という防衛機制に基づく転換症状は大きな問題となる。「転換症状」は心身症とは異なり，既知の医学的器質的機能的障害が認められないのが大きな特徴である。たとえば，歩行困難が認められてもそれを裏付ける筋肉・骨・神経などの器質的異常が認められない。

この「転換」とかかわる概念に「疾病利得」がある。疾病利得についてここで詳しく解説する。

「疾病利得」には「一次的疾病利得（primary gain）」と，「二次的疾病利得（secondary gain）」がある。一次的疾病利得とは，症状形成によって葛藤を無意識の中に押し込もうとする自我の傾向に満足を与え，さらに症状形成に逃避することによって自我が傷つかず精神的苦痛を免れることができるという無意識的心理的利得の側面である。症例エリザベートを思い出していただきたい。エリザベートは義兄へ強い恋心を抱いていた。しかし姉の夫に恋心を抱くというのは倫理的に許されないことである。その許されない恋心を抱き続けるよりは，無意識に抑圧し（忘れ），身体症状（大腿部痛）に転換されたほうが精神的には楽なのである。そして恋心は「大腿部痛」という形をとってそこに存在し続ける。ルーシーの幻臭も同様である。家庭教師先の主人へのかなわない恋をめぐる一連の気持ちをもち続けるよりは，それらがにおいの症状となって葛藤そのものは忘れ去られるほうが精神的には楽なのである。

転換症状による身体症状は，一次的疾病利得を得ているとしても，自覚的にはつらい身体症状である。患者はそのつらい身体症状をとってほしい，と訴えて外来を受診する。しかし，この転換症状の「防衛機制」としての成り立ちを考えると，症状さえとれればよいのではないということが理解されると思う。転換症状としての身体症状は，それよりもつらい精神的葛藤の代替物として産出されているものである。その精神的葛藤が意識で受け止められれば転換症状は消失するが，受け止める心の準備がないところへの意識化は危険である。精神的混乱や場合によっては精神病症状の出現の危険すらある。意識化は，本人のペースで，本人に受け止められる分だけ少しずつ進んでいくことが重要である。短時間の一般外来では，「症状消失を目指すのではなく症状と上手につきあっていく」という方針が出されることが多い。筆者の経験では，こうした一般外来で意識化が急激に進むことはほとんどない。「症状さえなければうまくいくのに」という不満につきあっていくような外来になりがちである。筆者は一般外来では「症状は，もっとつらい心のことを身体の症状が守ってくれているのかもしれない」という程度の「解釈」は伝えることが多い。そうして患者自身が気がつける範囲で自分自身のことに気づくのを待つ。

　二次的疾病利得は疾病の結果得られる現実的な利得のことである。すなわち，病気のおかげで学校や仕事に行かなくてよい，周囲から気遣ってもらえるといったものである。これは疾病の改善を複雑なものにする。

　筆者が経験した例をあげる[19]。

症例1　膝の痛みで歩けなくなった女子中学生[19]

主訴：右膝の痛み，歩行困難
現病歴：中学2年生のとき進路のことで親と口論するようになった頃から右膝の痛みが出現するようになった。はじめは神経痛と思い，気にとめていなかったが，痛みが増悪するため整形外科を受診し精査目的で入院となった。
　検査上は特に異常を認めなかったが，痛みのために右膝の屈曲困難，歩行障害を訴え，松葉杖を手放せない状態であった。しかし，睡眠中は自然な膝の屈曲がみられること，および小学生のとき他の子どものてんかん発作をみてから"てんかん様"発作が出現した既往があることから心理的要因を疑われ，心療内科に依頼となった。

症例1ではまず歩行障害をきたす器質的疾患の精査が行われた。症状をきたす原因となる異常は認められず、さらに、進路の問題が親との間で表面化したことと症状の発現、増悪に関連がみられることが明らかとなり、転換性障害が疑われた。本症例には、進路に関する親との葛藤を症状に置き換え、また症状があることにより学校に行かずにすみ、親と進路の問題に関する話し合いを避けることができるという二次的疾病利得が存在した。

このようなケースでは周囲が「詐病」を疑っている場合が少なくない。"本当は歩けるのに歩けないふりをしているのだろう"という具合である。DSM-IV-TRでは、転換性障害の診断基準（A〜F、すべてを満たす必要がある）において、「A. 神経疾患または他の一般身体疾患を示唆する、随意運動機能または感覚機能を損なう1つまたはそれ以上の症状または欠陥」「B. 症状または欠陥の始まりまたは悪化に先立って葛藤や他のストレス因子が存在しており、心理的要因が関連していると判断される」の次に、「C. その症状または欠陥は、（虚偽性障害または詐病のように）意図的に作り出されたりねつ造されたりしたものではない」という項目がある。本人が「意図的に作り出した」症状ではなく、したがって診断基準の「E. その症状または欠陥は、著しい苦痛、または社会的、職業的、または他の重要な領域の機能における障害を引き起こしている、または医学的評価を受けるのが妥当である」ということになる。

なお、DSM-5では「その症状が意図的に作り出されたものではない」という診断項目は、明らかに偽装されたものではないということを見分けることができない可能性から、廃止されている。詳しくはDSM-5[4]を参照されたい。

たとえ周囲にはわざとらしくみえるような場合でも、本人は意図的に作り出したものではなく、非常に苦痛であるので、「詐病だろう」というような対応は信頼関係を著しく損ねる。先に提示したケースでも、詐病を疑っていた身体科主治医と家族に対して、心理的要因が関与していても意図的なものではない、と説明するところからはじめ、本人に対しても実際の身体の症状が、心理的なことが関係して起こってくることがあるのだということを説明し、心療内科ではその側面から援助することを伝えて信頼関係を築いていった。葛藤をともに考え、状況に応じ親との話し合いにも介在するという手法をとった。そして本人が「葛藤を意識化し、身体化のメカニズムを理解することで身体症状が

軽減した」と考えられた。

> ● 本症例の治療的対応のポイント ●
> ①器質的疾患の除外診断
> ②患者・家族・前医からの背景聴取
> ③心理社会的要因を考慮した心身医学的診断
> ④患者本人の訴えを尊重する
> ⑤心理社会的要因を考慮した患者・家族への働きかけ

④**置き換え**（displacement）

「置き換え」とは，ある表象に結び付いている感情あるいは衝動を，別の表象に移すことである[20]。小此木[6]は，置き換えの例としてフロイトの症例「ハンス少年」[21]をあげている。ハンス少年はフロイトの性的発達論で「男根期（エディプス期）」にあたる5歳の少年である[*5]。

古典的症例4　ハンス少年

ハンス少年は，あるとき道を行く乗り合い馬車の馬が倒れて苦しむのを目撃し，以来「馬に嚙まれる」という恐怖症を発症した。エディプス期のこの少年は，母親を自分のものにし，父親を排除したいというエディプス願望を抱いていた中，大きな馬を父親と同一視し，「馬が倒れた＝自分が父親を倒してしまった」ので「父親に罰せられる＝馬に嚙まれる」という恐怖症を発症したと考えられた。

用語解説*5　フロイトの精神性的発達理論（性的発達論）

フロイトは，「精神性的発達理論」を唱え，子どもの発達を，身体のどこにリビドーが集中するかによって口唇期・肛門期・男根期（エディプス期）・潜伏期・性器期の5段階に分類した。男根期は，3, 4歳～5, 6歳頃の，男女の性差に気づき「性的同一性」を獲得する心理的段階である。フロイトは，この時期異性の親に執着し同性の親を排除したい願望が出現するとし，これを「エディプス・コンプレックス」と命名した。しかし男の子がこの願望を達成してしまうと，異性の親（父親）に去勢されて罰せられてしまうという不安を抱くとし，これを「去勢不安」とよんだ。

このような場合，父親に対する競争心や攻撃性が馬に「置き換えられた」と考える。これが，「置き換え」の機制である。置き換えによって，元々の感情は意識されず，それによるつらさを体験しないですむのである。

⑤分離 (isolation)
「分離」とは，ある観念や記憶から，それに結び付いている感情を切り離してしまう機制である。つらい体験をそれに付随する感情とともに想起することは大変つらいことである。そのような場合に，付随する感情を「分離」するという防衛が働くことがある。大きな災害や事故にあった人がそのときの体験を淡々と語る，というような場合にこの防衛が働いていることがある。

⑥反動形成 (reaction formation)
「反動形成」とは意識に受け入れがたい感情や衝動を抑圧し，さらにそれとは反対の態度や行動をとることである。嫌いな人の前でかえって愛想よくしてしまう，ということは誰しも体験したことがあろう。わざと（意図的に）愛想よくするというより，知らないうちに愛想よくしてしまうというような場合にこの「反動形成」という防衛が働いている。「嫌い」という感情に率直であると「感じの悪い態度」になってしまい，それが自分にとって受け入れがたいような場合，感情を抑圧して反対の，受け入れやすい態度をとるわけである。

⑦取り消し (undoing)
「取り消し」とはすでに行われてしまった受け入れがたい行為や考えを，それと正反対の行動や考えによって取り消そうとする機制である。たとえば身近な人に憎悪を感じて「死ねばいいのに」という考えが浮かんだ直後に，その考えが不安になって「死なない，死なない」「今のは，取り消し」と自分に言い聞かせたりすることである。強迫神経症における手洗い行動（不潔恐怖から執拗に手を洗う）などもこの「取り消し」という防衛の一種と考えられることがある。

⑧知性化 (intellectualization)

「知性化」とは葛藤やそれにまつわる情動をコントロールするために，知的な機能を働かせる機制である。たとえば「性的な衝動をコントロールするために性に関する科学的な本を読む」という場合がこれにあたる。また「重大な病気を告知された人がその病気に関する情報を集める」というのもこれにあたる場合がある（科学的な正しい知識を得ることは病気と対峙するのに役立つことであり，適応的なことである。同時に病気の告知によって生じた不安をコントロールしている場合があるということである）。

精神療法において，この「知性化」が防衛として機能することがある。洞察は実感として心から理解されたときにのみ真にその人を助けるものとなるが，「そんなことはわかっている」という知的な表面的理解が，真の洞察を妨げる場合がある。

⑨同一化 (identification)

「同一化」とは対象のもつさまざまな属性を自己の中に取り入れて，全体的あるいは部分的に対象と同じようになることをさす。「大事な人を失った後，その人と同じような考えやふるまいを示すようになる」などがこれにあたる。意識的には父親を嫌っていた息子が，父親の死後に父親とそっくりになるなどはその典型例である。

⑩退行 (regression)

「退行」とは葛藤を回避するために精神機能がすでに到達した一定の発達水準からより低次の水準に逆戻りする機制である。歩けるようになっていた幼児が弟妹の誕生で母親の関心が自分に向かなくなっているときにハイハイに逆戻りする，などは日常的によくみられる「退行」である。神経性食欲不振症では母親と一緒でないといられなくなる，といった退行がよく認められる。入院環境も退行が起こりやすい場面である。入院患者はそもそも健康に何らかの問題を生じているわけで，その状態そのものが不安を惹起しやすい。さらに入院生活には多くの場合，苦痛を伴う医療行為や入院環境におけるさまざまな制限が発生する。そうした「危機的」状況で普段，神経症性水準で機能している人が

境界水準に退行して，何らかのきっかけで自分と接する医療者を「良い人」「悪い人」と決めつけてしまう（次の「分裂」という防衛機制―原始的防衛機制―）ようなことがありうる．

(6) 原始的防衛機制
①分裂 (splitting)
　自我および対象を良い部分と悪い部分，理想的な部分と迫害的な部分に「分裂」させてしまう防衛機制で，境界水準の病理において中心的な防衛機制である．これによって，「良いところも悪いところもある自分，相手」という全体的な認識が難しいために，対人関係が困難・複雑になりやすい．

②否認 (denial)
　「否認」とはありのままの現実が受け入れられず，現実をないものとしてしまう機制である．通常は神経症水準の人はほとんど用いない機制であるが，「重大な病気を告知される」などの危機的な状態では先の「退行」によって「そんなはずはない．何かの間違いだ」といった「否認」が起こりうることがよく知られている．

③原始的理想化 (primitive idealization)
　現実の対象は「良いところもあり悪いところもある」ものであるが，「原始的理想化」は非現実的なまでに相手を理想化する機制である．「分裂」の一方の表れ方といえる．単に「理想化」とよばれることもあるが，過度な（異常な）理想化であることが特徴である．些細なことがきっかけで同じ対象が次の「脱価値化」の対象となり得る．

④脱価値化 (devaluation)
　「脱価値化」とは「分裂」による「原始的理想化」の対極で，対象を徹底的に価値のないものとみなす機制である．これも実際の対象を正しくみていない，極端な態度である．精神分析のクライン (Klein, M.) は，「分裂」の機制の起源を乳児期に求め，乳児は自分の母親の乳房を「おっぱいの十分出る良いお

っぱい」と「泣いても満たされない悪いおっぱい」と別々のものとして認識するとした。この段階から，乳児は成長するにつれて「良いおっぱい」も「悪いおっぱい」も実は同一のものであり，自分の母親のものであることを認識・統合していくが，母親の情緒的不安定などの理由でその統合に失敗すると，成長後も自我や対象を統合できず，「部分対象関係」にとどまるとした。

境界水準のパーソナリティ病理では，対人関係は「原始的理想化」と「脱価値化」を繰り返し，非常に不安定なものになりやすい。

⑤万能感（omnipotence）
適度な「自信」や自己肯定感は情緒の安定に重要であるが，「万能感」はみずからの能力に対する非現実的な過信や自信過剰である。自己愛性パーソナリティ障害においてよくみられる。その根底には大きな不安があり，その迫害的な不安から身を守るための機制である。「自分は大きいことをする器だから普通の仕事などできない」といって地道な仕事に就こうとしない人の中にもこの機制が働いていることがある。

⑥投影（projection）
「投影」とは自分自身の受け入れられない衝動，情緒，観念などを外在化して，他者に帰することである。自分に受け入れられない情緒などを他者が体験していると感じる。実は自分に怒りの感情があるのだが，相手が怒っていると感じるなどがこれにあたる。

⑦投影性同一視（projective identification）
「投影性同一視」とは先述した「分裂」という防衛のもとに，分裂した自己の良い部分あるいは悪い部分を他者に投影し，さらにその部分を自己のそれと同一視することである。そのために，その相手に対して非合理な強い感情が生じる。それは，自分でも「なぜそれほどの気持ちになるのかわからない」という場合も多い。

以上，代表的な防衛機制を紹介した。防衛機制は人の内的状態を隠蔽し，病

理として働く場合もあるが，一方で心を守る「盾」として働いていること，したがって他者が無理にはがすようなことは避ける必要がある。精神分析・精神分析的精神療法においては，一方では心を守りつつ，一方ではその人を生きづらくさせる防衛を「解釈」し，最終的にはそれを手放すことを目指すが，それは時間をかけた信頼関係を前提としてのことである。適切な精神療法が行えるよう，精神分析的な精神療法を行うためには治療者は基礎資格（精神科医・心療内科医・臨床心理士など）のうえに専門的なトレーニング（系統的講義・スーパービジョン[*6]，そしてできうる限りは教育分析）を積むことが重要である。

用語解説*6　　スーパービジョン

スーパービジョン（supervision）とは、「監督」を意味する用語であるが、訳さずに「スーパービジョン」という用語がそのまま用いられるのが一般的である。心理療法の基本的トレーニング方法である。その指導者をスーパーバイザー（supervisor）、指導を受ける者をスーパーバイジー（supervisee）という。毎週一定の時間に、現在進行中の心理療法について、1対1で指導を受ける「個人スーパービジョン」が基本であるが、集団で指導を受ける「グループスーパービジョン」もある。スーパービジョンを通じて、治療者ひとりでは見えない側面に気付くとともに、知識と実践を結びつけていく。元々は精神分析において教育分析と並ぶ重要な臨床教育方法として発展したが、心理療法全般や心身医学教育に広く取り入れられている[22]。

文　献

1) 前田重治：心身症の精神分析的研究の最近の動向—主として失感情症の病理と治療をめぐって—．精神分析研究，**24**：73-92，1980
2) 小此木啓吾：フロイト．講談社，東京，pp103-144，1989
3) 融　道男，中根允文，小宮山実 監：ICD-10 精神および行動の障害　臨床記述と診断ガイドライン［世界保健機構（WHO）編］．医学書院，東京，p14, pp161-170，1993
4) American Psychiatric Association：Diagnostic and Statistical Manual of Mental Disorders 5th edition（DSM-5），American Psychiatric Association, Washington, D. C., 2013（日本精神神経学会 監：DSM-5 精神疾患の診断・統計マニュアル．医学書院，東京，2014）

5) 懸田克躬, 小此木啓吾 訳：フロイト著作集7―ヒステリー研究（フロイト S.）. 人文書院, 京都, pp5-229, 1974
6) 小此木啓吾：対象喪失―悲しむということ. 中央公論新社, 東京, 1979
7) フロイト：ある特定の症状複合を「不安神経症」として神経衰弱から分離することの妥当性について. フロイト全集1（兼本浩祐, 中村靖子 編）. 岩波書店, 東京, pp413-443, 2009
8) フロイト：「不安神経症」に対する批判について. フロイト全集3（新宮一成 編）. 岩波書店, 東京, pp109-131, 2010
9) フロイト：私講師ジークムント・フロイトの学問的業績一覧. フロイト全集3（新宮一成 編）. 岩波書店, 東京, pp259-285, 2010
10) フロイト：神経症の病因論における性. フロイト全集3（新宮一成 編）. 岩波書店, 東京, pp287-314, 2010
11) 懸田克躬, 高橋義孝 訳：フロイト著作集1―精神分析入門（フロイト S. 著）. 人文書院, 京都, 1971
12) 末松弘行 監：心身医学（アレキサンダー 著）. 学樹書院, 東京, 1997
13) 青木宏之 訳：精神分析と心身医学（G. アモン 著）. 岩崎学術出版社, 東京, 1979
14) 成田善弘：心身症と心身医学――精神科医の眼. 岩波書店, 東京, 1999
15) 小此木啓吾 編：精神分析事典. 岩崎学術出版社, 東京, 2002
16) 前田重治 監：対象関係論とその臨床（O. カーンバーグ 著）. 岩崎学術出版社, 東京, 1983
17) 岩崎徹也 訳：人格障害の分類のための精神分析的なモデル（Kernberg, O. F. 著）. 精神分析研究, **40**：155-168, 1996
18) 牧田清志, 黒丸正四郎 監：アンナ・フロイト著作集第2巻―自我と防衛機制（Freud, A. 著）. 岩崎学術出版社, 東京, 1982
19) 中島弘子：転換性障害. 心身医療, **6**：214-215, 1994
20) 佐々好子：第3章 精神分析的精神療法. 心身症と心理療法（中島弘子 編著, 筒井末春 監）. 新興医学出版社, 東京, pp19-53, 2002
21) フロイト S.：ある五歳児の恐怖症分析. フロイト著作集5―性欲論／症例研究（懸田克躬, 高橋義孝 訳）. 人文書院, 京都, pp173-275, 1969
22) 矢吹弘子：スーパービジョン. ストレス科学事典（日本ストレス学会, パブリックヘルスリサーチセンター 監）. p 586, 実務教育出版, 東京, 2011

第3章

学習理論(行動理論)と心身症の心理療法

1 学習理論の考え方
― 古典的条件付けとオペラント条件付け ―

　先に「心身医学の歴史」の第1〜3期という分類を紹介したが,「心理療法」そのものにも歴史的に「第1の流れ」から「第3の流れ」という分類がある(**表3**)。先に述べたフロイトを創始者とする精神分析理論と精神分析療法は,心理療法の中で,「第1の流れ」と位置付けられるものである。これに対して1920年代に米国のワトソン(Watson, J. B.)を開祖として発展したのが「行動主義的心理学」であり,行動理論(学習理論)を基盤とするその心理療法は「行動療法」とよばれ,心理療法の「第2の流れ」として位置付けられる。

　ちなみに本書では詳述しないが,「第3の流れ」「第3勢力」は「人間性心理学」ともよばれる,1930・40年代に始まる実存分析,現存在分析や,ロジャーズ(Rogers, C. R.)のクライエント中心療法,交流分析,ゲシュタルト療法などである(人間性心理学については筆者の著書である「心身症と心理療法」において,ロジャーズのクライエント中心療法[1],交流分析[2],ゲシュタルト療法[2]が紹介されているので参考にしていただきたい)。

　「行動主義的心理学」は,心理学の対象として,「意識」というような主観的なものを対象とせず,観察可能である「行動」だけを対象とするものである(自覚できる意識ですら対象にしないのであるから,精神分析で扱う無意識などは論外となる)。なお,その後1930年代になり,「新行動主義」は,行動と行動の間の仮説的概念だけは受け入れてよいとした。

　さて,行動療法はその理論的基盤を行動理論(学習理論)においている。その初期の研究は,パブロフ(Pavlov, I. P.)による有名な犬の唾液実験であり,古典的条件付け理論である。

表3　心理療法の主な理論と流れ

	心理学理論	心理療法の種類	主な人物
第1の流れ	精神分析	精神分析療法	フロイトが創始
第2の流れ	行動主義的心理学	行動療法	ワトソンが創始
第3の流れ(第3勢力)	人間性心理学	実存分析,クライエント中心療法,ゲシュタルト療法など多数	ビンスワンガー,ロジャーズ,パールズなど多数

(1) 刺激で生じる生得的行動と刺激なしに生じる行動

　ヒトや動物の行動は，誘発刺激によって必ず引き起こされる生得的な行動と，誘発刺激なしに生じる行動に分類できる。前者をレスポンデント（respondent）行動といい，後者をオペラント（operant）行動という。たとえば，食べ物を口に入れると唾液が出るのは生得的な反応であり，終生変容しない。これはレスポンデント行動である。一方，ヒトは特に刺激がなくてもさまざまな行動―オペラント行動―をしている。

　このレスポンデント行動やオペラント行動が起こる頻度を変容させる手続きを，「条件付け」という。

(2) 古典的（レスポンデント）条件付け

　これは，生まれつき備わっている反射作用を前提としている。古典的条件付けで有名なのが，パブロフによるイヌの唾液分泌実験（1927年）である。イヌに肉片を与えれば生得的な反応として唾液が出る。ここでの肉片は「無条件刺激」であり，唾液分泌は「無条件反応」である。しかし，肉片を与えるときにいつもベルの音を聞かせていると，イヌはベルの音を聞いただけで唾液を出すようになる。元々は特別の意味をもたない中性刺激であったベルの音が，このとき「条件刺激」となる。そして，ベルの音で起こる唾液分泌は条件付けられた「条件反応」である。

　条件付けられた反応は，これと拮抗する条件付けによって消去される。これが「逆制止に基づく拮抗的条件付け」である。

　系統的脱感作法はウォルピ（Wolpe, J.）によって確立された，「逆制止による拮抗的条件付け」を利用した代表的行動療法理論である。不安神経症において，不安を起こすある刺激が存在する間に不安と拮抗する別の刺激を与えて別の反応を起こし，元の刺激と不安反応との結び付きを弱めることによって治療する[3]。

　ここで，モデル事例を提示し具体的に説明する。

症例2　電車に乗れない30代女性

　元々神経質な方だった。ある日風邪をひいていたが久しぶりに学生時代の友人と会う約束のため特急電車に乗った。10年ぶりの再会だったので緊張もしていた。たまたま電車が遅れていて，乗った電車が非常に混んでいた。風邪をひいていたこともあり，混んだ電車で立っているのがつらくなってくる中，次第に気持ちが悪くなり，心臓がドキドキし，ふらふらしてきた。これ以上電車に乗っているのは無理と感じて早く降りたかったが，特急だったのでなかなか降りられず，やっと停まった駅で降りた。駅で休んでからタクシーで帰宅し，友人との約束はキャンセルした。それ以来特急電車は怖くて乗れなくなった。次第に急行や各駅停車でも具合が悪くなるのではないかと心配になるようになり，実際に具合が悪くなることもあって一切電車に乗れなくなってしまった。

　このような患者が心療内科を訪れた場合，まずは発症の状況をよく聞き，最初に症状が出現した状況はやむを得なかったことを話し合う。この患者の場合は，①風邪をひいている中，ただでも緊張する久しぶりの友人との再会のために遠方へ出かけなければならなかったこと，②混むことを予測していなかったのに，電車の事情で思いがけずとても混んでいたこと，③そういう状況で体調が悪くなっても不思議ではないということなどである。そのうえで，それ以来「電車に乗ると具合が悪くなる」と「学習されてしまった」ことを共有する。そして，その「不適切に学習された行動」を「適応的な行動」に「再学習する」のが行動療法の発想である。その具体的技法として系統的脱感作法を用いる。

①系統的脱感作法とは

　ウォルピの逆制止理論に基づく行動療法の技法である。①不安を制止する生理的状態を作り，②不安を喚起する条件刺激の弱いものにさらし，③不安が起こらなくなるまで繰り返す，④同じ状況をより強い不安刺激にして繰り返す，⑤不安の克服を行う。具体的手順としては，①行動分析，②弛緩訓練，③自覚的不安を不安強度の順に点数化した不安階層表を作成，④十分弛緩した状態で不安強度の低いものと対置，⑤順に不安強度の高いものに向き合うというものである[4]。

②系統的脱感作法によるアプローチ

電車に一切乗れなくなっている人は,「電車に乗る」というと「長時間電車に乗って目的地に行く」ということと思っている場合が少なくない。しかし一切電車に乗れず,電車に乗るのが怖くて駅にも近づいていないのに,最初から長時間電車に乗るのはもちろん無理である。その場合にはまず,「電車には乗らないつもりで」駅まで行ってみることを勧める。怖くて近づかない駅も,電車に乗らないと決まっているなら行ける場合が多い。もしもそれでも駅が怖いなら,駅の方向に少し歩いてみる,というのでもよい。大事なのは,目的達成に近づく方向ではあるが,これなら不安症状が起こらないという段階からスタートするということである。実際には歩かず,駅の方向に歩いていくイメージをすることから始めてもよい。そしてとにかくほとんど不安にならない状態を体験したら,少し不安度の高いことにチャレンジする。駅まで行けたら次は入場券を買って改札に入ってみる。ホームのベンチで電車を眺める。次は各駅停車に1駅だけ乗って,その駅でお茶を飲んで帰ってくる……といった具合である。1駅,2駅と乗車の時間や距離を増やして行って,各駅停車に不安がなくなってから急行にチャレンジする。それも短い時間から試して,不安がなくなってから特急にチャレンジするのである。

ここで,「元の刺激」は「特急電車乗車」であるが,「駅」や「各駅停車1駅乗車」は,元の「特急電車乗車」と結び付く刺激でありながら,不安を起こさない刺激として機能する。「元の刺激」に徐々に近づきながら,不安を起こさないことを体験して,元の刺激と不安との結び付きを弱めていくのである。

なお古典的条件付けで扱われるのはレスポンデント行動であり,主に自律神経系の不随意な反応である。

(3) オペラント条件付け(道具的条件付け)

オペラント条件付けに関する研究はソーンダイク(Thorndike, E. L.)に始まり,スキナー(Skinner, B. F.)によって理論的に完成した。スキナーは「スキナー箱」で知られる研究者である。オペラント条件付けは別名道具的条件付けともいわれる。レバーを押すと餌が出る仕組み,電気ショック配線,ランプ,スピーカーなどの装置が備わった「スキナー箱」に入れられたネズミは,箱の

中を動き回るうち偶然レバーを押すと餌が出るということが繰り返されると，「レバー押し」を学習する。同様にランプが光ると数秒後に電気ショックがくるが，ランプが光った直後にレバーを押すと電気ショックが避けられるという設定では，偶然レバーを押して電気ショックを避けるうち，やはりレバー押しを学習する。これがオペラント条件付けである。ここではオペラント行動が操作され，扱われるのは主に骨格筋などの随意反応である。

オペラント条件付けを基盤にした行動療法には，望ましい反応が生じたときに強化を与えてより望ましい反応を作り出す「行動形成法(shaping)」や，望ましい行動に対して代用貨幣(トークン)を与える「トークン・エコノミー法(token-economy)」などがある[3]。

2 学習理論の発展

(1) 社会的学習理論

[1] 学習理論の考え方で述べたように，古典的条件付け理論とオペラント条件付け理論は，イヌやネズミ，ハトといった動物実験に根拠をおく，刺激―反応―強化を基本とした理論であり，これらは初期の行動療法の理論的基盤になっていた。

しかし1970年代に入り，行動理論に大きな変化がみられるようになる。それまでの行動理論は動物実験に基づいていたが，ヒトの行動には刺激―反応―強化以外の要素も影響するはずであるという，いわば当然の視点である。バンデューラ(Bandura, A.)の「社会的学習理論」がその先駆である。

バンデューラは，「人は刺激を『解釈』している」，そして「刺激が特定の行動の生じやすさに影響するのは個人の『予期機能』による」と主張した。

バンデューラが提出した「モデリング(modeling)」とは，さまざまな行動や価値規範などが，他人の行動を見ることによって習得されるという学習メカニズムである。また，「セルフ・エフィカシー(self-efficacy)」は，「自己効力感」と訳される。ある行動がどのような結果を生み出すか予期する「結果予期」，ある結果を生み出すのに必要な行動をどの程度行うことができるかという「効力予期」の2つの予期機能のうち，自分がどの程度の「効力予期」をもっ

ているかを認知したときに，その個人にはセルフ・エフィカシーがあるという。セルフ・エフィカシーは，個人の行動変容に大きくかかわっているということが，多くの研究で示されている[3,5]。

(2) 認知理論

認知理論は1960年代にベック(Beck, A. T.)により提唱された。ベックはうつ病患者とうつ病以外の患者の思考について比較検討し，うつ病患者には独特の思考が存在することを見出した。「低い自尊心」「強い自責感」「過度の責任感」「強い逃避願望」「不安」，そして非論理的で非現実的な思考パターンである「恣意的な推論」「選択的な抽象化」「過度の一般化」「誇張」「不正確なラベリング」「絶対的で二者択一的な思考」などである。この非論理的で非現実的な思考パターンを，「認知の歪み」とよんだ。

「恣意的な推論」とは，結論を支持する証拠がなくても自分勝手に推論を行ってしまう傾向のことである。「選択的抽象化」とは，自分に関係していると判断した事柄のみを選択して抽象化して考える傾向である。「過度の一般化」とは，ささいな出来事を過度に一般化して考える傾向である。「絶対的で二者択一的な思考」とは，「良いか悪いか」「完全か不完全か」といった極端な二者択一的な思考を行う傾向である。うつ病患者において，これらの「認知の歪み」は自己や世界に対する否定的な見方を強化するものとなる。

うつ病患者に特有の思考は，「認知の三要素(cognitive triad)」とよばれる。これは，①過度の自責感や罪悪感といった，自己に対する否定的な見方，②ペシミズムを代表とする自己を取り巻く世界に対する否定的な見方，③絶望感を中心とした将来に対する否定的な見方からなる。

さらに，場面場面で自動的に浮かんでくる特有の考えである「自動思考」，個人の中にある一貫した知覚・認知の構えである「スキーマ(schema)」といった概念が重要である[3,6]。

3 認知療法と認知行動療法

(1) 認知行動療法とは

　認知理論が台頭した当初，認知理論を基盤とする「認知療法」と，古典的条件付け理論やオペラント条件付け理論を基盤とする「行動療法」は明らかに異なる視点の心理療法であった。しかし，行動療法学派に認知という視点の重要性が浸透し，最近では系統的脱感作法をはじめとする行動療法の代表的技法まで「認知行動療法」という枠で語られることがしばしばみられる。ここで取り上げる「認知行動療法」は，そのようなかつての行動療法ではなく，厳密な意味で認知療法と行動療法を組み合わせて構築されている「認知行動療法」である。これは，うつ病や神経性大食症，不安障害などに対して，有効であるというエビデンスが多く報告されている治療技法である。

　厚生労働省こころの健康科学研究事業「精神療法の実施方法と有効性に関する研究」で「うつ病の認知療法・認知行動療法治療者用マニュアル」[7]を作成した。これによると，認知療法・認知行動療法では，さまざまな状況で自動的に湧き起こってくる「自動思考」とよばれる思考やイメージに焦点をあてて治療が進められる。面接は対面式で，1回の面接時間は30分以上である。回数は原則として16〜20回だが，状態によっては延長することを検討することもあるという。さらに，面接で話し合ったことを実生活で検証する「ホームワーク」(宿題)が必須となる。16回のセッションはさらに1〜6のステージに分けられる。ステージ1は2回目までのセッション，ステージ2は3，4回目，ステージ3は5，6回目，ステージ4は7〜12回目，ステージ5へ13，14回目，ステージ6は15，16回目となっている。それぞれのステージごとに目的があり，ステージ1の目的は「症例を理解する」「心理教育への動機付け」など，ステージ2では「症例の概念化」「治療目標の設定」「患者を活性化する」，ステージ3では「気分・自動思考の同定」，ステージ4では「自動思考の検証(対人関係の解決)(問題解決技法)」，ステージ5では「スキーマの同定」，ステージ6では「終結と再発予防」となっている。

　それぞれのセッションで「アジェンダ」(取り扱う議題)が，患者と治療者の話し合いで設定される。アジェンダは「1回のセッションで取り組めること」

「具体的で達成可能であること」とされている。たとえば「不安をなくす」ではなく，「不安をやわらげる行動スキルを練習する」や「どんなときに不安を感じるか検討する」などが例としてあげられている。

(2) 過食症の認知行動療法と患者に必要な姿勢

　過食症の認知行動療法については，わかりやすい著書としてたとえばワイス(Weiss, L.)らによる「食べたい！でもやせたい」[8]がある。これは7週間の治療プログラムである。第1週「教育と概観」，第2週「対処行動としての食行動：代わりの対処手段を発達させる」，第3週「自己評価，完全主義，うつ状態」，第4週「怒りと自己主張」，第5週「女性が痩せていることへの文化的期待」，第6週「ボディイメージの強化」，第7週「まとめ：あなたは今どこにいるのか，そしてこれからどこへ行くのか」となっている。この方法では，まずはじめに過食症が「学習された行動」であることを伝える。過食や排出行動（嘔吐や下剤乱用など）についてはさまざまな「不合理な信念」があること，そして過食や排出行動を持続させるさまざまな「言い訳」があることを伝え，個々人の「言い訳」を同定する。過食症の現状と，気分の状態・考えを記録する。食行動をストレスに対する対処手段としてとらえ，食行動以外の対処手段を発展させる。さらには背景にある信念や，性格上の問題にも介入していく。

　この書籍では，過食症の認知行動療法による治療の姿勢を非常にわかりやすく述べている。第7週の「まとめ」でワイスらは「過食症を治すことができない病気でありコントロールできないものとみなすことは，この行動に対する多くの誤解の1つです。過食症に対するこれらの誤解のすべては，実際は自分の行動に対して責任をとらないための口実あるいは言い訳なのです」と断じる。そもそも第1章(第1週)において「下剤の使用者にとってこのプログラムの最も重要な部分は，第2章までに下剤を捨てることです。もし，あなたがそのときまでにそうしたいと思わなければプログラムを中止し，あなたの準備ができたときに始めることを勧めます。さもなければ，あなたは自分の時間を浪費するだけです」ときっぱり告げている。

　つまり，「私は○○だから(たとえば，ストレスがあるから)仕方がない」「○○(ストレス)が悪い」といった逃げを受け入れない。本気で過食症を治す気が

あるのかないのか，本気で取り組む気があるのか，を問い，一切の言い訳は単に治す気がない，ということに直面させる。そして，本気で治りたいなら治る方法がある，治す気がないなら治ることはできない，という現実をはっきり提示している。

　精神分析的精神療法を主に行う筆者は，常日頃，精神療法の成否のかなりの部分は本人の精神療法に対する「動機付け」（自分が変わりたい，そのために精神療法に積極的に取り組もうという意識）如何で決まると感じているが，認知行動療法においても動機付けは非常に重要であることがわかる。ホームワークなどの手法は，積極的な取り組みによってはじめて生かされるものである。逆に言うと，「治る気」の乏しい人に対しては使用できない技法といえる（「治る気」がない人などいるのであろうかと思われるかもしれないが，一般臨床場面では決して珍しくない。本人は自覚していない場合も多いが，心身症・身体症状が心を守る「防衛」として機能している場合などに顕著である）。

4 自律訓練法

(1) 自律訓練法とは

　自律訓練法とバイオフィードバック療法は，行動療法の中に位置付けられるが，心身症の数ある治療技法の中で，「身体から心へ」働きかけるともいえる技法である。心身症の多くの心理療法が言葉を媒介として「心から身体へ」働きかけるともいえる技法である中で，それらと一線を画するものである。

　自律訓練法については，日本自律訓練学会が学会誌「自律訓練研究」の臨時増刊号として「自律訓練法テキスト」を発刊し，自律訓練法について詳述している。以下，この「自律訓練法テキスト」[9]を基に解説したい。

　自律訓練法は，1932年にシュルツ（Schulz, J. H.）によって創始された，心理生理的な治療法である。それは催眠の研究から始まった。フォークト（Vogt, O.）は1895年に睡眠と催眠の神経生理学的な比較研究を始め，「中性的催眠状態」が，心身の健康に役立つことを見出した。シュルツは「中性的催眠状態」の特徴が安静感と四肢の重温感であることを見出し，それを自己暗示的操作によって習得する方法を見出した。これが自律訓練法である。

日本には1951年に最初に紹介されたが，1960年代に入り全国に普及した。しかし次第に心理学や医学の基礎資格のない指導者が現れたり，技法の理由不明確な変更が行われたりするようにもなったことに危機感を募らせた治療者・研究者が会し，1978年に日本自律訓練学会を発足させた。

　自律訓練法の特徴について，「自律訓練法テキスト」では，①リラクセーション，②トロフォトローピック（trophotropic）効果，③受動的注意集中，④自律性解放，⑤自己の再統合，⑥アイデア・創造性への刺激をあげている。

　「トロフォトローピック効果」とは，自律訓練の練習によって，蓄積された疲労の回復，エネルギー蓄積的な状態が得られることである。「受動的注意集中」とは，受身的な意識状態で，「目に入ってくるものをボーッとしてみているような対応の仕方」と例えられている。筆者の体験でも，ときどき自律訓練法を「一生懸命」練習しようとする人があるが，自律訓練法は一生懸命な「積極的注意集中」の態度とは逆の態度であることに注意する必要がある。「自律性解放」とは自律訓練法の練習中に，練習目的である弛緩や安静感，重温感とは別の諸現象が現れてくる現象をいう。

(2) 自律訓練法の実際

　自律訓練法の練習には，まず環境を整えることが必要である。ある程度上達すれば多少の騒音があっても電車の中でもできるようになるが，はじめのうちは静かで適度な室温の部屋で練習することが望ましい。ベルトやネクタイなどで身体を締め付けないようにし，尿意や空腹刺激も避けたほうがよい。くつろぎやすい姿勢で行う。

　自律訓練法の標準練習は，背景公式と6つの公式からなる（**表4**）。背景公式は「気持ちがとても落ち着いている」というものである。「気持ちがとても落ち着いている」という言葉をゆっくり頭の中で繰り返す。ここでは「落ち着け」ではなく，「落ち着いている」という言葉が大事である。非常に落ち着いているのではなくても，すでに何となく落ち着いているというイメージをする。自律訓練法においてポイントとなる「受動的注意集中」の態度である。

　続いて第1公式の重感練習に入る。これは「両腕両脚が重たい」（両手両足ということもある）という練習であるが，利き腕から少しずつ始めることも多

表4 自律訓練法の標準練習

公式名	公式言語
背景公式	気持ちが落ち着いている
第1公式（四肢重感練習）	両腕両脚が重たい
第2公式（四肢温感練習）	両腕両脚が温かい
第3公式（心臓調整練習）	心臓が（静かに）規則正しく打っている
第4公式（呼吸調整練習）	楽に呼吸している（呼吸が楽だ）
第5公式（腹部温感練習）	太陽神経叢（お腹，胃のあたり）が温かい
第6公式（額部涼感練習）	額が（快く，心地よく）涼しい

い。すなわち「右腕（右手）が重たい」という言葉で始めることになる。右腕の重さが何となくわかったら左腕を加え，次いで右脚，最終的に左脚を加えて「両腕両脚」になる。この練習で大事なのは，腕ないし手というのは指先から腕の付け根までの全体であり，足ないし脚は脚の付け根から足のつま先部分までを指すことである。

第2公式は温感練習である。これは「両腕両脚が温かい」という練習で，第1公式と同様に少しずつ進めることもできる。第1公式の「両腕両脚が重たい」とは，腕や脚の筋肉が弛緩している状態である。第2公式の「温かい」は，末梢の血管が拡張している状態である。どちらも人がリラックスしている（副交感神経優位の）ときの自然な状態である。これを公式を練習することによって自分で作り出そうとするものである。温感は，重感練習中にすでに自覚されていることも多い。

一般の人が健康法や予防法として自律訓練法を用いる場合には，第2公式までの重温感練習だけで十分とされている。治療のために自律訓練法を用いる場合には専門的な指導を受けることが望まれる。

なお，練習の最後には必ず「消去動作」が必要である。消去動作とは練習が終了し開眼する前に，練習によって低下した覚醒水準と弛緩した筋肉緊張を，通常の生活に支障のない水準に引き上げるために行う動作である。具体的には手を握ったり開いたりする，腕の屈伸，伸びをするなどの動作となる。

自律訓練法の指導においては，数人程度の集団指導が望ましいとされている。指導者が練習中の人をくまなく観察できる。また，指導者自身がともに練

習することがドロップアウトを防ぐ意味でも重視されている。

　筆者は総合病院心療内科に勤務していた際，外来患者を対象に自律訓練法の集団指導を行っていた。円陣を組み，筆者が公式を唱える形式で一緒に行いながら，第2公式までを行った。一方的な「指導」ではなく，終了後参加者に感想を求めて簡単な集団療法的な意味合いをもたせていたのは，メニンガークリニックでのグループ・バイオフィードバック療法にヒントを得てのことである。自律訓練法を媒介として参加者同士が感想を語ることで前向きな雰囲気が形成され，取り組みへの動機付けの向上がなされるという利点があった。

(3) 自律訓練法の適用・非適用と禁忌

　自律訓練法の適用領域は，①病気の予防，健康増進の側面，②臨床的適用，③態度・習慣の変化，④対人関係改善の側面，⑤能力発揮の側面，⑥教育への適用，⑦スポーツ・運動があげられている。

　一方，自律訓練法の非適用（適用しても意味がない場合）としては，①治療意欲がない，②知的能力がかなり劣っている場合，③練習中の徴候や練習そのものを十分に監視できないとき，④6歳以下の子どもがあげられている。治療意欲がいかに重要であるかは，先に認知行動療法の項で述べた。「ホームワーク」などを手法に含んでいる認知行動療法や，自ら話すことが求められる精神分析的精神療法において治療意欲や動機付けが重要であることはわかりやすいと思われるが，「受身的(注意集中)」という用語が使用される自律訓練法においてすら治療意欲は重要なのである。意味もわからないまま，ただ言葉を唱えても治療効果は出ないということである。

　なお，自律訓練法には禁忌もある。自律訓練法により副作用的反応や症状の増悪を引き起こす可能性のある疾患である。急性期の精神病性障害，心筋梗塞，危険を伴う不整脈，長期間の監視が不可能な糖尿病，低血糖状態などである。この他に，特定の公式を避けるべき疾患も複数あげられている。したがって何らかの疾患を有する場合には注意が必要である。しかるべき訓練を受けた指導者の下で行うことが望ましい。

> ― 自律訓練法のポイント ―
> ①受け身的注意集中
> ②標準練習の第1・第2公式が基本
> ③非適用と禁忌もある
> ④専門的トレーニングを受けた指導者の下で行うことが望ましい

5 バイオフィードバック療法

(1) バイオフィードバック療法とは

　バイオフィードバック療法(biofeedback therapy)の bio とは，biology(生物学)の bio であり，「生体フィードバック」ということである。バイオフィードバック療法は，機器を使用する技法である。生体情報を取り出し，機器で増幅し，わかりやすい単純な信号にして本人に「フィードバック」するのである。

　バイオフィードバックの原理は，「レスポンデント反応のオペラント条件付け」である。生体に生得的に備わっている反応を「レスポンデント反応」という。たとえば「食物が口に入ると唾液が出る」「緊張すると心臓の鼓動が速くなる」といったもので，それらは不随意神経[*7]である自律神経が支配する反応である。しかし，バイオフィードバックや前章で述べた自律訓練法を用いると，自分で動かせないはずの不随意神経が，若干ではあるがコントロールできるようになる。バイオフィードバック療法では，たまたま好ましい方向に動いたときにそれがわかることにより，好ましい方向への動きが強化されるのである。

> **用語解説*7　　　　随意神経と不随意神経**
>
> 　随意神経とは，自分でコントロールできる神経で，骨格筋の運動神経が代表的なものである。一方，自分で自由に動かすことのできない自律神経などを，不随意神経という。

バイオフィードバックが用いられる生理指標には，脳波・筋電図・皮膚温・血圧・心拍数・心電図・皮膚電気抵抗・気道抵抗・発汗・胃電図などがある。

たとえば筋電図は，筋肉の緊張度からリラクセーションの指標となるのはもちろんのこと，緊張型頭痛(筋緊張由来の頭痛)・書痙・斜頸・眼瞼けいれんなど，筋肉関連の疾患に広く応用される。

皮膚温もまたリラクセーションの指標になる他，片頭痛(頭部血管の拡張にかかわる頭痛)，冷え症やレイノー(Raynaud)病にも応用される[10]。

(2) 摂食障害患者への適用例

筆者が留学をした1995〜1996年当時の米国メニンガークリニックでは，バイオフィードバックの個人療法を行う他，バイオフィードバックチームが各病棟を回ってグループ療法も行っていたのが印象的であった。当時筆者が研修していた摂食障害病棟と，隣接するPTSD治療のトラウマ・リカバリー・ユニット(心的外傷回復病棟)合同で，週1回程度定期的なバイオフィードバックのグループ療法が行われていた。そこでは指先の皮膚温を測定する簡易型のバイオフィードバック機器が各人に配られ，リラクセーションのための言葉をセラピストが唱える。

瞑想の一種ともいえるが，内容は前節で述べた自律訓練法の背景公式から第1・第2公式をふくらませたような内容であった。参加メンバーはその言葉を聞きながら，適宜皮膚温モニターをみて，自分の皮膚温を確認する。終了後，各メンバーはそのセッションの感想を述べるという方法であった。

筆者は日本の大学病院心療内科で皮膚温バイオフィードバックの研修・実践経験があったが，それは主に片頭痛に対して行われていた。末梢の皮膚温が上昇するということは，末梢の血管が拡張するということである。皮膚温バイオフィードバックを行うことにより血管の収縮・拡張のコントロールができるようになるということは，脳血管の収縮・拡張が関係する頭痛である片頭痛治療には理にかなっていると思われた。しかし，その皮膚温バイオフィードバックを神経性食欲不振症や過食症の患者に試行するということは，当初筆者には新鮮で驚きであった。

しかしながら，筆者もグループ内に入ってともに実践するうち，その意味を

理解するようになった。各セッション終了時，メンバーは各々「今日は順調に皮膚温が上がっていった」「今日は途中までよかったのだけれど，途中でいやなことを思い出したとたんに皮膚温が下がって，こういうとき知らずに緊張するんだとわかった」など率直な感想を述べる。自律訓練法だけでもリラクセーションは得られるが，バイオフィードバックはリラックスが進んでいることを数値でみることができる。そして，それが妨げられるときもすぐに視覚的に（あるいは聴覚で）それと知ることができるのが大きな特徴である。それは自分の身体への気づきが乏しくなっている神経性食欲不振症の患者にとっては，自分の身体との橋渡しをしてくれる手段となり，自分の身体を実感を伴って感じる助けとなろう。

　摂食障害患者に皮膚温バイオフィードバックを行う意義をまとめると**表5**のようになると考えられる。

　メニンガークリニックにおいて長く摂食障害病棟長を務めたザービー（Zerbe, K.J., 邦訳では「ゼルベ」と訳されているが実際の発音は「ザービー」が最も近い）は彼女の著書「Betrayed body（心が身体を裏切る時）」[11]で摂食障害治療におけるバイオフィードバック療法についてふれている。身体的あるいは性的虐待を受けた摂食障害患者のような場合，治療の初期は言語化が困難である。それは虐待で体験した身体的痛みが過大であるから，もしくは言葉は彼らにとってほとんど意味をなさないからであろうという。そうした患者において，experiential therapy（いわば"体験"療法）の意味は大きい。ここでザービーは，メニンガークリニックで行っている摂食障害患者に対する experiential therapy として，バイオフィードバック療法，サイコドラマ（心理劇），ムーブメント・セラピー（ダンス療法と運動），音楽療法，アートセラピーをあげ，これらの治療は患者の身体が「話す」ことを助ける場合があると述べている。そして，静かな音楽を聴き，楽しいことを考えながらいつ自分の皮膚温が上昇するかを示す器械からフィードバックを受けて自律神経系の変化への気づきを得ようとするバイオフィードバック訓練の途中で，恐ろしい虐待の記憶がよみがえる時期を経て，そういった記憶が現れてもリラックス状態を保てるくらい自分の自律神経・身体コントロールができるようになる例を紹介している。

表5　摂食障害における皮膚温バイオフィードバック療法の意義

①自己制御感を得る	摂食障害患者は「自己コントロール感(自己を制御するという感覚)」に問題がある。自己制御感を食と体重のコントロールに求めるが，神経性過食症(bulimia nervosa：BN)においては意思に反して過食してしまい，食も体重もコントロールできない。神経性食欲不振症(anorexia nervosa：AN)患者が不食に成功している間は食と体重はコントロールされているが，それは自己の健康維持に反する形で行われる。バイオフィードバック療法で皮膚温，すなわちリラックス状態を自己でコントロールできるようになることは本患者にとって健康的な自己コントロール感を得ることにつながる。
②自己の身体への気づきを促す	摂食障害患者においては「自己の身体への気づき」が阻害されている。ANではやせに伴う体力低下は自覚されない。BNにおいても過食嘔吐がもたらす身体の傷つきについて周囲ほど心配をしない傾向がある。皮膚温バイオフィードバック療法は微妙な皮膚温の変化と自己の状態に注意を向けることによって，自己の身体への気づきを促す効果が考えられる。
③自己の感情への気づきを促す	摂食障害患者では「自己の感情への気づき」が乏しい。特にAN患者はアレキシサイミア的な側面が指摘されている。無表情，硬い表情が特徴的である。皮膚温バイオフィードバック療法で自己の内面に接近するプロセスは，同時に感情への気づきを促す可能性がある。
④セルフケアを促す	皮膚温バイオフィードバック療法で自己の皮膚温とそのときの自分の状態に注意を向ける行為は，摂食障害患者が普段することの少ない「セルフケア」の態度を促す。
⑤不安統制	皮膚温バイオフィードバック療法はリラクセーションの技法であり，不安を統制する手段となる。

　こうしたケースでは，それまで食べる・食べないということでしか自分の身体をコントロールできない。食べる・食べないのコントロールを手放すことは，身体のコントロールを手放すということなので，手放せず，いつも緊張しているというわけである(身体のコントロールが患者にとってそこまで重要であるのは，幼少期に両親によって心身が支配されてきたからである)。バイオフィードバックによって自律神経のコントロールができるようになり，さまざまな状況の中でもリラックス状態を得ることが可能になることは，「自分の身体をコントロールできる」好ましい体験となる。
　メニンガークリニックは精神分析で有名な病院である。日本から留学する精神科医・心理士は，たいてい純粋に精神分析を学ぶためにメニンガークリニッ

クに向かっていた。しかしこのメニンガークリニックには多くの他の病棟とともに「摂食障害病棟」があり、筆者の留学目的の柱の1つはその病棟での治療を勉強することであった。日本では「メニンガークリニックといえば精神分析」という印象があったため、実際には精神分析的な技法（個人精神療法やグループ精神療法）はもちろんのこと、アートセラピー、認知行動療法、運動、その他を含む実に多面的な治療を行っており、バイオフィードバックのチームまであって病棟に出入りしているというのは大きな驚きであった。バイオフィードバック療法に新たな魅力を感じ、結局留学の最後の3ヵ月はバイオフィードバックチームへの配属を希望し、真近にその活動をみせてもらった[12]。

　ザービーは精神分析の専門家であり正式な資格をもった「精神分析家」である。筆者は発表のために訪れたニューヨークの国際摂食障害学会においてシンポジストであったザービーに出会った。留学中には親しく話をさせていただき、またザービーが講師であるレジデント向けの少人数の系統講義にも参加していた。暖かいとても魅力的な人柄の先生である。ご自分の専門は正統的な精神分析である中で、行動療法の一種であるバイオフィードバックやexperiential therapy の重要性をも強調しているのは、摂食障害という複雑な疾患の患者の治療に際して、学派を越えて、何よりも「患者さんの役に立つ」ということを第1に考え、役に立つものをフェアに取り入れる真摯な姿勢を表していると思う。メニンガークリニックの摂食障害病棟における適用はバイオフィードバック療法が摂食障害の多面的治療の1つとなりうる好例である。

文　献

1) 中野博子：第4章 ロジャーズのクライエント中心療法．心身症と心理療法(中島弘子 編著，筒井末春 監)．新興医学出版社，東京，pp54-65, 2002
2) 島田涼子：第7章 交流分析(TA)，第8章 ゲシュタルト療法．心身症と心理療法(中島弘子 編著，筒井末春 監)．新興医学出版社，東京，pp75-102, 2002
3) 筒井末春，大谷　純：行動科学概論(久住眞理 監)．人間総合科学大学，埼玉，pp141-164, 2008
4) 加藤正明，他 編：増補版精神医学事典．弘文堂，東京，p150, 1985
5) 坂野雄二：認知行動療法．日本評論社，東京，1995
6) 大野　裕 訳：認知療法(アーロン T ベック)．岩崎学術出版社，東京，1990
7) 平成21年度厚生労働科学研究費補助金こころの健康科学研究事業「精神療法の実施方法と有効性に関する研究」：うつ病の認知療法・認知行動療法 治療者用マニュアル．
8) 末松弘行 監：食べたい！でもやせたい─過食症の認知行動療法(L. ワイス，M. カッツマン，S. ウォルチック)．星和書店，東京，1991
9) 日本自律訓練学会：自律訓練法テキスト．自律訓練研究，**32**(臨増)：2012
10) 筒井末春，大谷　純：心身医学(久住眞理 監)．人間総合科学大学，埼玉，pp62-72, 2008
11) Kathryn, J. Zerbe：The body betrayed-A deeper understanding of women, eating disorders, and treatment. pp352-358, American Psychiatric Press, Washington, D. C., 1993［藤本淳三，井上洋一，水田一郎 監訳：心が身体を裏切る時─増え続ける摂食障害と統合的治療アプローチ(キャスリン J ゼルベ)．pp248-254, 星和書店，東京，1998］
12) 中島弘子：メニンガークリニックにおける摂食障害の多面的治療．モーニングレクチャーⅢ．第38回日本心身医学会総会，東京，1997

コラム　精神療法とバイオフィードバック

　米国メニンガークリニックは長年精神分析の拠点として各国から多くの留学生を受け入れてきた。筆者は米国の摂食障害臨床を学ぶこと，そして精神分析を学ぶことを目的に1995～1996年に留学した。その研修の一環としてみずからが精神療法を受けることは重要な目的のひとつであった。

　教育目的で受ける精神療法全般を日本では「教育分析」とよぶことが多いが，精神分析の専門家は厳密な基準（精神分析協会に属する訓練生が週4日以上寝椅子で受ける精神分析）を満たさない精神療法を教育分析とよばずに区別している。それ以外の精神療法は個人精神療法（personal psychotherapy）とよばれる。留学してすぐに，筆者は週2日1回50分，対面法の個人精神療法を受け始めた。

　留学の最後の3カ月，バイオフィードバックチームに入ったところ，この継続していた精神療法の直前にバイオフィードバックのグループ療法が入ることになった。皮膚温バイオフィードバック体験を終えたその足で個人精神療法に入ると，面白いことに以前よりよく内界に触れ，容易に涙が出てくるようになった。皮膚温バイオフィードバック療法をすることによって精神療法が加速されたと感じる体験であった。

第4章

精神分析的な技法を
めぐって

1 EBM, NBMと精神分析的精神療法

　第2章において，心身症とかかわる古典的精神分析的理論を紹介した。昨今は科学的根拠に基づく医療(evidence-based medicine：EBM)が重視される中，認知行動療法がうつ病や神経性過食症においてエビデンスが多く認められ，心身症に対する精神分析的精神療法は一見重要性を失っているかのようにもみえる。一方，うつ病に対しても昨今のメタ解析で力動的精神療法が有効であるという報告もみられる[1~3]。そもそもEBMとは何なのかという問題には混乱もみられ，さらにEBMを補う概念として物語と対話に基づく医療(narrative-based medicine：NBM)という概念も登場している。
　ここでEBMとNBMについて，医療面接の第一人者である斎藤の論[4]を参考に説明をしておきたい。

(1) EBMとは

　1991年に提唱されたEBMという概念は，医療の世界に大きな影響をもたらした。それまで，主に医師の経験と勘によって選ばれていた治療選択に，エビデンス(実証)という概念を導入したのである。
　しかし，EBMは，登場直後からさまざまな議論をよび起こすようになった。斎藤は，「EBMはいったい何を目指しているのか」という基本的な認識においてさえ見解が一致しない中，サケット（Sackett, D.L.）らが発表した有名な論文における定義を紹介している。EBMは「個々の患者のケアに関わる意思を決定するために，最新かつ最良の根拠(エビデンス)を，一貫性を持って，明示的な態度で，思慮深く用いること」というものである。これによると，EBMは，「個々の患者」において「ケアに関わる意志の決定」を行うための方法論なのであるが，往々にして「何らかの疾患を持った患者一般について，何らかの一般的判断を行うこと」と誤解されることが多いことを指摘している。斎藤は他にもいくつかの誤解を指摘し，さらに診療ガイドラインをめぐる誤解について論じている。典型的な誤解は，「EBMとはエビデンスに基づくガイドラインを作成し，それによって診療を統一すること」であると述べ，「いくらなんでもそれはひどいと思われるかもしれないが」と断っているが，

「そうではなかったのか!?」と驚く人もあると思われる。エビデンスに基づいたガイドラインは，あくまでも「EBMの実践に利用するための二次資料」であるという視点は重要であろう[4]。

(2) NBMとは

NBMは，EBMの専門家でもあった英国の一般医 (general practitioner：GP) によって提唱されたものである。NBMはEBMに反対するものではなく，患者中心・人間中心の医療を実践するために，EBMとともに機能する車の両輪と例えられる[4]。斎藤らはNBMを，グリーンハル (Greenhalgh, T.)[5]らが描写したナラティブ・アプローチの特徴を踏まえて，「『患者が主観的に体験する物語』を全面的に尊重し，医療者と患者との対話を通じて，新しい物語を共同構成していくことを重視する医療」と考えているということである。つまり，「『病い』を患者の人生という大きな物語の中で展開する一つの物語であるとみなす」。ここでは「疾患」と区別して，医療人類学で定義された「病い」という言葉が用いられている。疾患とは，検査値がいくつで他覚的症状がどうである，という観察可能な側面であり，病いとはその患者にとっての主観的，経験的側面である[4]。医療者が患者の疾患をみて最適な治療を勧めているのに，患者が断固拒否をするという場合にも，患者にとっての「病い」の物語が関係している場合がある。治療においては，患者の物語と，医療者の物語 (疾患に対する専門的な判断) のすりあわせが必要になるのである。

(3) 臨床心理学におけるEBP概念

EBMの概念は，医学にとどまらず，医療関連領域にも大きな影響を及ぼすことになった。それらは科学的根拠に基づく実践 (evidence-based practice：EBP) という言葉で総称される。米国心理学会 (American Psychological Association：APA) はいち早く「心理学におけるエビデンスに基づく実践 (evidence based practice in psychology：EBPP) に取り組んだ。たとえば，多数ある心理療法の中で，「実証的研究によって有効と認められている治療法」 (empirically validated treatments：EVT) ──後に「実証的研究によって支持された治療法」 (empirically supported treatments：ESTs) と変更された──のリ

ストを作った。

　斎藤は，APAでは「ESTsのリストは臨床心理学における教育を促進するためのものであり，個々のクライエントに対してどの治療法を適用するかについての判断に用いることは誤用である」と明言しているにもかかわらず，本邦において「エビデンスに基づく心理療法」が語られるときには，「ESTsを個々の患者の治療に用いる」「ESTs以外の治療法を排除することが倫理的である」というふうに導入されたこと，本邦では「エビデンスに基づいた心理療法とは認知行動療法のことである」という主張が特徴であることを紹介している[4]。

　ある方法が，ある状態に対して有効であるというエビデンスは，治療選択の際の重要な情報であるが，その情報を元に，「この目の前の患者（クライエント）には何が望ましいのか」という視点をもつことは，元々のEBMの考え方に照らし合わせても，重要であろう。

― EBMとNBMのポイント ―

EBM（科学的根拠に基づく医療）とNBM（物語と対話に基づく医療）は対立するものではなく，より良い医療のための車の両輪である。

---

(4) NBMと精神分析的精神療法

　NBMの考え方では，「患者の人生の中の，患者にとっての病いの物語」に耳を傾けることが重要であることを述べた。これは一般身体疾患を扱う医療の一般外来においても重要なことである（それは「医療面接」とよばれる）が，精神分析的精神療法では，「患者の物語」により深く寄り添うことになる。

　一例をあげよう。「結婚して家庭に入ってからひどい頭痛に悩まされるようになった」という主婦がいたとする。患者本人としてはいつくるかわからない頭痛発作のために夫や子の世話が十分にできず，「家族に迷惑をかけている」のがつらくて仕方がない。しかしその背景として，「良妻賢母」を目指して，結婚に際してやりがいのあった仕事を辞めていたとしたらどうであろうか。家庭の主婦の仕事は外での仕事と違い，どこまでやれば終了かわからない，きりのない，また給料というわかりやすい報酬もない仕事である。完璧主義の人に

とっては「これで合格」という基準のみえないつらいものになりうる。自分で自分に「合格」が出せない人は，頭痛という形で自分を罰し，一方ではその満足の得られない生活に「悲鳴」をあげているということがありうる。その人にとっては家庭に専念しないで外に働きに出て働くことは「完璧な主婦」像に合わないので受け入れられない。外に出て働いて家族に「迷惑をかける」よりは，頭痛で家族に「迷惑をかける」ほうがよほど受け入れやすい，ということがある。精神分析ではこのような場合，本人の本来「外」(家族)に向いている「攻撃性」が自分に向いていると考えることもあるし，身体症状(頭痛)を通して家族を攻撃していると理解することもある。

　このような理解は，実際には個々の患者との精神分析的診断面接，治療面接を通じて個別に理解していくものであって，一般化できるものではない。しかし，このようなメカニズムが症状や疾患の背景にある場合に，学習理論的な理解だけでは真の疾病理解・患者理解にはたどりつけないであろう。

　精神分析的な治療において1つ注意が必要なのは，精神分析的な治療を押し付けてはならないということである。どんな治療もインフォームド・コンセント(説明と同意)が重要であることが叫ばれて久しいが，精神分析的治療でも非常に重要である。

　先にあげた一般例でも，「本人がそのひどい頭痛の解決に，自分の深い心理的背景を探求したいかどうか」が精神分析的なアプローチの適応を決めるのに重要である。周囲からは背景が透けてみえたとしても，当の本人が心理的探求を拒んでいるような場合に無理強いしてはならないのは当然である。

　身体症状はときに心を守る「盾」として働く。「頭痛さえなければ完璧な主婦」という「盾」が必要な人の「盾」を取り上げることは，よりどころを奪うことになり，症状の悪化，あるいは精神疾患(うつ病や不安障害，あるいはより重篤な精神疾患)を発症させる危険すらある。自分の心の奥と直面する勇気をもち，精神分析的精神療法を希望する人には，そのプロセスに耐えうる「自我機能」を有するかどうかを含めて診断する「診断面接」を施行し，可能であると考えられれば治療面接に導入する。その場合も，本人のペースを大事に進むことが必要である。そのために，治療者は精神分析的なトレーニングを十分積む必要がある。

そして精神分析的精神療法が適応でない場合には、「支持的」な要素をより多く含んだ心理療法が必要となる。

2 精神分析的精神療法と支持的精神療法

(1) 精神分析的精神療法の実施にあたって―構造の重要性―

精神分析的精神療法は、精神分析理論をベースとして現実的な方法で行われる精神療法である。フロイトの創始した古典的精神分析では、週4回以上、1回50分程度(50分なり1時間なり、毎回一定の時間行われる)、寝椅子を用いて自由連想法が行われる。分析者(治療者)は被分析者(クライエント)の頭の後に座るので、被分析者から分析者の顔はみえない中、退行・転移が進みやすく、これを利用して分析は進んでいく。

精神分析的精神療法は、毎回50分程度一定の時間行われるのは古典的精神分析と同じであるが、週1〜2回、椅子に座り治療者とクライエントで互いに顔がみえる「対面法」で行われる。

精神分析の理論と精神分析的精神療法についての概要を学びたい方は「心身症と心理療法」の「精神分析的精神療法」[6]を参照していただきたい。

筆者は現在では精神分析的精神療法を自分の心理療法室での基本技法としているが、大学病院心療内科での臨床の初期には精神分析的精神療法の理論を学び、念頭におきながら、試行錯誤していた。心療内科診療の基本は「一般心理療法」とよばれる「受容」「支持」「保証」を基本とする技法で、これは通常の一般外来の中で行われる。しかし入院患者など、詳しい心理的評価のために「診断面接」を行ったあと、継続的な面接をどのように行えばよいのかはっきりと道筋がみえないでいた。

そんな中で行っていたのが精神分析的精神療法の「構造」の概念をおさえた中で、「傾聴」を基本とした面接であった。今思うと未熟な面接であったが、下手な「解釈」や「直面化」をしない、侵入的でない面接(支持的精神療法)は、後から振り返っても有益であると思えたものが多々あった。

佐々は、治療構造を「精神療法を行うにあたって治療者と患者との間で相互に取り決められる基本的な条件」と説明している。そして治療構造には「外的

な治療構造」と「内的な治療構造」があり，「外的な治療構造」には，①面接室の広さ，②治療者と患者の座る位置，③個人精神療法か集団精神療法か，④時間的に期限を設けるのかどうか，⑤1回の面接時間，⑥回数，⑦料金などをあげ，「内的心理的な治療構造」として，①治療の目標，②治療の進め方，③治療者の秘密の厳守などをあげている[6]。

　精神療法の「外的治療構造」を考える際には，具体的にはまず施設の種類，すなわち大学病院なのか，一般総合病院なのか，あるいは単科病院や診療所なのか，心理療法専門施設なのか，などを考えることになる。そしてその中での一般内科外来なのか，内科の中の心療内科と明記した外来なのか，独立した心療内科や総合診療科か。あるいは精神科の中の心療内科外来か，精神科か。産婦人科や泌尿器科，小児科の中の心療内科外来なのか，心理療法専門部門なのか，といった施設内での位置づけを考える必要がある。さらには面接室や診察室の広さ，病院の中での部屋の位置，他ブースとは防音性の高い壁で仕切られているのか，あるいはカーテンのみか，看護職員などが同室するのかしないのか，治療者と患者の座る位置や椅子の種類，1回の時間といったことすべてが外的治療構造を規定する要因になることに注意が必要である[7]。

　これらは治療環境であり，施設によってすでに定められていることも多い。自分で構造を決定できる場合にしても，できない場合にしても，これらの構造は心理療法に影響を及ぼすことを知っておく必要がある。治療者と1対1になる閉じられた空間と，他のスタッフに話が聞こえる空間では，話の内容が同じではなくなることは容易に想像できよう。本格的な精神分析的精神療法では，深い内的な問題に入るために1対1の関係が得られることは重要である。しかし，支持的な精神療法においては退行しにくい開放的な空間のほうが良い場合もある。妄想傾向のある病態の重い患者との面接も第三者の存在があったほうが安全である。

　大事なのはどんな構造で行っているのかについて意識的であることである。
　以下に筆者の行った精神療法の初期の症例から3例を提示する。症例3は，身体症状が前面に出た高齢患者，症例4は思春期の症例である。2例とも1回の時間および週何回という「時間と頻度の構造」を大事にして1対1の対面法で行った，支持的要素の強い精神療法である。症例5として，青年期症例に対

して行った，より精神分析的要素の強い精神療法を紹介する。これらを元に，心身症の心理療法のいくつかの側面を考察したいと思う。

(2) 支持的精神療法：老年期の1例

これは筆者の心療内科臨床のごく初期のケースで，長年にわたり多彩な身体症状を呈し，老年期に至り増悪して受診した症例である[8]。

> **症例3　多彩な身体症状を呈した60代女性**
>
> **主訴**：項部痛，胸部圧迫感，めまい他多愁訴。
>
> **現病歴**：21歳頃より全身倦怠感が出現し，その後呼吸困難，頭重感，口内乾燥，頻尿，手足のしびれ，動悸などが出現し多数の医療機関を受診した。ある医療機関で自律神経失調症と診断されてからは，「自分は自律神経が悪い」と，さらに多数の医療機関を受診したが，改善傾向を認めなかった。心療内科受診の半年前に項部痛が出現し整形外科にて治療を受けたが，かえってめまいが出現するなど諸症状が増悪するため，大学病院心療内科を紹介され，精査加療目的で入院となった。
>
> **入院後の経過**：項部痛，胸部圧迫感，めまいを中心とし，ほかに胃腸症状として腹痛，嘔気，鼓腸（ガスが多い），便秘，ときに出現する下痢，油っぽいものを食べた際のむかつき，疼痛症状として背痛，心肺症状として息切れ，動悸，胸痛，またその他に，テレビの画面を見ているときのまぶしさ，視力低下感，四肢の麻痺・しびれ，体部の知覚異常，左耳鳴り，尿意頻数および排尿困難，咽頭部違和感など，数多くの訴えが認められた。それらの訴えに対し，心身両面からアプローチを行った。

このような多彩な身体症状に対して，はじめから「心理的なもの」「気のせい」と片付けるのは慎むべきである。身体症状が何らかの身体疾患による症状である場合が，当然あるからである。本ケースにおいても，まずは身体精査が行われた。また必要に応じて専門科（耳鼻咽喉科，泌尿器科）においても精査を依頼したが，器質的に症状を説明できるほどの異常は認められなかった。

精神面においては，「診断面接」を行い，精神病性水準にないこと，「重篤な病気である」という恐怖にとらわれる心気症にもあたらないことを確認し，当

時のDSM-Ⅲ診断基準にて「身体化障害」と診断した。そのうえで，まず以下のような治療的対応を行った。

　　入院中は毎日の回診と週1回45分の面接を5回にわたり行った。面接は最初に患者の訴えを傾聴することから始めた。第1回，第2回の面接場面では，自分の症状を医師や周囲の人々にわかってもらえなかったつらさを多く述べた。第3回からは，患者はしだいに内的世界，生活上の問題を語るようになった。すなわち，身体的愁訴が唯一の人間関係の手段であった状況から抜け出し，内的体験の共感を求める関係へと変わっていった。そこで治療者は，日常生活の姿勢に対する指導をするようにした。このころには症状も落ち着きを見せ，軽度の項部痛と頭重感，尿意頻数を訴える程度となってきた。
　　そこで退院とし，外来にて面接を，遠方のため月1回施行した。第6回，7回ごろは，1ヵ月間に起こった症状も述べていたが，第8回ごろからはそれをあまり問題にしなくなり，「自炊をしている」「散歩に出ている」というように，日常生活における積極的な内容へと話の内容が変化していった。第9回面接では，かねてから治療者が勧めていた「何か新しいこと」として，習字を始めることにしたと述べた。その後，症状は多少の変動があったが著しく増悪することはなく安定し，退院後2年6ヵ月，第26回の面接終了後，中断となった。

　このケースは長年「自律神経失調症」という「身体疾患」であるという信念のもとで生活している。このようなケースは実際に内科などの身体各科において「自律神経失調症」と診断されていることが少なくない。この観点からいくと，本ケースは「自律神経失調症（心身症）」という概念でとらえられる。当時筆者は，同じケースに精神医学的診断を適用すると，「身体化障害」という「神経症」としてとらえられることを主張した。そして，「この『自律神経失調症』という病名を頼りに40年間を母との共生的関係をもって生活してきた」患者の病態を「身体化障害」という観点でとらえ直すことが治療の焦点となったと考えた。

従来，老年期の神経症は大きく2種類に分けられることが指摘されている。第1は，幼少期から成人期まではとくに支障なく生活してきたが，老年期に至り神経症を発症したもの。第2は壮年期までのいずれかの時期に神経症を発症し，老年期にまでそれが持ち越されているものである。第1の場合，老年期に初めて神経症を発症するにあたっては，老年期特有の心性，家族，社会といった環境，その中でおかれる立場など，老年期の特殊性が大きく影響していることは容易に想像されるが，第2の場合でも，神経症者が老年期という特殊な時期に突入したということで，少なからず影響を受けることを考慮に入れなければならない。本症例はこの第2の型に相当する。

　一般的に，老年期には職業の喪失およびそれによる経済的不安，配偶者との死別，身体的老化による自らの健康の喪失が起こる。また心理的には依存欲求が強くなるにもかかわらず，単身生活を強いられるか，もしくは家族との同居の場合にも子ども夫婦との間で持続的な家族内緊張の存在がある。性格傾向にも変化がみられる。

　老年期にはこのような一般的な状況が認められる中，本症例ではどうであろうか。筆者らは以下のような「見立て」（診断的仮説）を立てた。

　　本症例では，元来，身体症状により強化されてきた母および兄弟との共生的関係の中で暮らしていたが，母の死により単身となった。その後しばらくは兄弟の近所に暮らしたが，兄弟への負担を考えて老人ホームに入居し，このとき同時に長年勤めた職場も退職している。すなわち，このとき，共生生活者としての兄弟，職業，住み慣れた生活場所を喪失した。年齢的に，依存欲求が強くなっているにもかかわらず，母，兄弟への依存がままならなくなったとき，この患者は他者へ依存するためには，長年手段とされた身体症状を介するしかなかった。

　症例3の治療においては，この見立てに加えて，老年期の身体化障害患者であるということに注意を払った。

岩井は老年期の精神療法には，①支持的な要素，②生活目標を持つように指導，③家族関係の調整，④自己の価値観の確認と未来は向かって生きる意味の確認，が必要であると述べている。竹中は，不定愁訴を訴える老年期患者の精神療法的かかわりには，まず患者個人と治療者の1対1の受容共感が原点であるとし，治療者は老いを生きる者の傍らに居続けることがまず求められるとしている。また，いたずらに心身相関に立ち入ったり，環境調整や不適応の指摘をすることは，やっと保っている防衛機制をはぎとることになるとも述べている。

一方，身体化障害の患者の治療について，フォード(Ford, C. V.)は以下のような指摘をしている。

　　治療者を一本化し規則的な受診をさせ，面接の進行は治療者が積極的な役割を取り，日常生活上の話題，家族への助言と患者・家族双方への支持的ケアが有効であるとしている。投薬は患者の身体症状を強化する上，患者が多くの医師にかかっていることも多いため，相互作用の危険や薬物乱用，自殺のそぶりに使用される危険もあるため，望ましくない。

岩井・竹中の高齢者に対する精神療法でも，またフォードの身体化障害の治療に関する提言でも，洞察的な(精神分析的な)接近が勧められていないのが共通している。これを踏まえて，さらに以下のような治療的対応を行った。

　　本症例ではまず治療者を一本化した上での規則的な面接を組み，日常生活上の話題を取り上げ，受容的な態度と支持的接触に努めた。本症例の症状形成には，"病気であること"により支えられた，かなり密着した母子関係が背景にあることが推察されたが，そのような心理機制をむやみに指摘したり，あるいは洞察を促して患者の防衛を崩しても，今後老年を単身者として生きていく患者の助けにはならないと考えた。そこで，治療者が患者と1対1の依存―代理満足の対象という役割を引き受け，孤独である患者の支えとなる方法を取ることで患者の安定を図ったことで，愁訴の減

少が見られたものと考えた。

　高齢者は一般的に，それまでの経験に基づいた自分なりのやり方をすでにもっている。エリクソン(Erikson, E.H.)はその有名なライフサイクル論において老年期の発達課題を「統合」としている。つまり，人生をやり直す時間がない高齢者にとって，それまでの人生を良いこと悪いこと含めて"そこそここれでよかった"と思えることが重要である，という視点である。そして「統合」に失敗すると対極にあるのは「絶望」である，というのである。そのような意味でも，高齢者にいまさら病的心理機制を気付かせるような心理療法は意味がないであろう。自然と高齢者に対しては，支持的精神療法が中心となる。

　ただし，現在の筆者としては，高齢者は個人差が大きいことを付け加えたい。「超高齢者」といわれる 85 歳以上あるいは 90 歳以上の高齢者でも，いまだ創造的活動を続ける人々もいる。東山魁夷画伯が 90 歳代でも名作を生み続けていたことは有名である。そのような人はまれであるにしろ，高齢者＝依存的・洞察困難と決め付けるのは避けるべきである。筆者は今から 25 年以上も前になる内科研修時代に，当時 80 代も後半であった患者が回復した際に「先生，今回のことで私は人生観が変わりました」としみじみと語ったことが忘れられない。そしてそれは現在の筆者の心理療法の仕事において，人はいくつになっても変わる可能性をもつ存在なのだという，大きな支えとなっている。一般的には適応ではないが，個人によっては洞察的精神療法が適切な高齢者がいてもおかしくないと考えている。精神療法にとって何より大切なのは，一般論ではなく，その個人がどのような人で，その個人とどう向き合うかという観点である。

> ●━━━━━━━━━━● 本症例を振り返って ●━━━━━━━━━━●
> ①若い頃から多くの身体症状があり,「自律神経失調症」という病名を柱に生活していた。
> ②老年期に入り老年期特有のさまざまな喪失に直面し,身体症状が増悪した。
> ③身体的精査で器質的疾患を除外した後,治療的アプローチとして,「自律神経失調症」を「身体化障害」ととらえ直した。さらに老年期であることに着目した。
> ④安定した構造を提供しながら支持的要素の強い精神療法を行い,症状の改善を得た。

(3) 支持的精神療法：思春期の1例

次に思春期症例に構造を重視した精神療法を行った経験を記載する[9]。

> **症例4 身体症状による不登校を呈した女子高校生**
>
> **発症および経過**：高校2年の9月初旬頃より嘔気が出現し,日ごとに増悪した。次第に授業を聞いていられずに保健室で休むことが多くなっていった。10月半ばに微熱が出現し,同じころから頭もぐらぐらするようになった。11月頃には授業に出られなくなり,試験も保健室で受け,修学旅行にも行けなかったため,かかりつけ医より大学病院心療内科を紹介されて受診し,入院となった。
> **既往歴**：特記すべきことなし。
> **家族歴**：両親と祖父母の5人暮らし。兄弟は進学のため別居中。

　入院にて身体的精査と診断面接を行った。面接では,患者は,頼りにしていた親戚の死,祖母の入院,部活の問題などが症状に関係していると思うと述べた。患者の両親は忙しく,主に患者の養育にあたっていたのは祖母であったこと,母親は患者が何か訴えてもあまり取り合わず,患者の症状についても10月に養護教諭から連絡があるまで気づかない,という状況であったこと,患者の父は神経症で精神科に通院しており,何かいうととても気にするので患者は何も話さないようにしていることなどが明らかになった。

　診断面接より,患者の病態水準は神経症性水準で,治療意欲が高く,自分で

問題を解決しようという姿勢が強いと判断した。身体的精査終了とともに1ヵ月で退院とし，以後外来治療を行った。薬剤として低血圧治療薬と抗不安薬を使用しつつ2週間に1回，1回40分程度の面接を行った。

　退院後すぐに登校を開始し，授業にも出るようになったが，嘔気をはじめとする症状は軽快・増悪を繰り返していた。学校生活では症状がありながらも少しずつ行事にも参加するようになっていった。第14回くらいまでの初期の面接ではそういった日常生活の報告とともに「自分は本当は勝気だが不安感・緊張感が強く，毎日神経がピリピリしている」こと，「このままではいけないと将来のことを考える。母親に話しても取り合ってくれない。本当に自分のことをいえる友達もいない」といった内的な内容が語られていった。さらに，バンドを始めたこと，そのことについて両親の理解は得られないが兄弟は理解してくれることも語った。親の不理解については，最初に症状が出たのも家のことが大きかったと思うと述べた。その直後の回では「高いところから飛び降りられるものなら飛んでみろといわれて飛ぶ」という夢を報告した。これは前に進んでいこうとするが思うようにいかない患者の切羽詰った気持ちを象徴しているものと思われた。

　第15回頃からの時期，患者はバンドを通じて「自分のために悔いを残さないように行動する」ことを意識するようになる。そして治療者から問わなければ症状のことを訴えないことが増えてくるとともに，電車での嘔気出現のために誰かに付き添ってもらって来院していたのが，付き添いなしで一人で来院するようになった。服装は活動的なものになり，面接時に顔をあげて話ができるようになっていった。さらに，進路を母の望む短大ではなく，自分で考えて専門学校に決めている。友人からは「強くなったね」といわれ，相談されることが多くなったという。しかしこれについて，「自分としては強くなったとは思わない，ただ一人であれこれ考えて悩むのではなく，言葉にしてはっきりさせるようになっただけ」と語っている。第33回頃，専門学校に入学するが，思ったより厳しい学校で，再び身体症状が出現するようになった。しかし，困っていることを言語化し，前向きに対処しようとする姿勢がみられた。また，45回では「最近泣くようになった。泣くと自分に負担がかかっていないんだと思ってほっとする」と語った。面接場面でも以前より表情が豊かになっていた。

第48回では1年間の専門学校卒業後，別の系統の専門学校に入学し，身体症状は出現しながらも積極的に過ごすようになっていた。
　第78回頃からは両親との関係が変わってくる。両親を非難ばかりしていたのが，不安定な父親を心配し母親を守ろうとする姿勢になっていった。家庭が不安定な状況であることは変わらなかったが，自分で就職を考え，職場の難しい人間関係の中でも適度に自己主張しながら適応して生活するようになった。薬剤も次第に不要となり終了となった。

　これは高校2年のとき，頼りにしていた親戚の死，祖母の入院，部活でのプレッシャーの増大をきっかけに嘔気，めまいなどの身体症状が生じ，登校困難となったケースである。父親は精神的に不安定で，両親の夫婦関係には問題があり，母親も十分に患者に注意・関心を向けられないでいた。その中で亡くなった親戚や祖母は患者にとって大きな精神的支えであったようである。その支えを喪失した状況に学校生活上の問題が生じたとき，患者は身体症状を発症したと考えられた。
　このようなケースにおいて，さまざまな治療的アプローチが考えられる。筆者は当時，患者が思春期の成長過程にあることを考慮し，洞察を志向するよりは面接を通じて患者の傍らにいて成長を見守ることを主眼におくことにした。いわゆる「成長モデル」を柱とした支持的面接を行ったのである。その中で重視したことは，できるだけ「治療構造」を守ること，そしてひたすら「傾聴」することであった。しかし現実には治療期間中に筆者の勤務異動があり，異動先からかけつけるも交通事情で筆者が遅刻するといった事態も発生していた。それにもかかわらず患者はドロップアウトすることもなく4年半以上通い続け，高校を卒業するだけでなく自らの意思で進学・就職している。精神療法初心者だった筆者はじっと耳を傾ける「だけ」の治療者役割に不安になり，ときには積極的に話に介入することもあった。そうしたとき患者は黙ってうなずくだけでこれといった反応を示さず，筆者が話し終わるとすぐまた話の続きを始めるのであった。この治療の意味について，第82回で患者は「何を話しても自分の話をただ聞いてもらえる場」と語っている。治療者が良かれと思って何か話しても，下手をするとそれは患者にとって「大して話も聞かずに自分の意

見を押し付ける大人」を再現するだけである。それまで自分に注目してもらい注意深く話を聞いてもらうという体験に乏しかった患者にとって，何を話しても自分の話をただ聞いてもらえる「場」こそが，患者が安心して成長するために必要なものであったことがわかる。

　この患者が順調に心理的成長を果たしていったのは，何より患者自身の「病態水準」の良好さ，患者自身の「成長する力」によるものであったことは疑い得ない。そうした患者は自らの力で成長し，心身症状を克服していく。そこでの治療者の重要な役割は傍らで見守り続けることである。そこでは思春期患者の成長を「阻害しない」ことが何より重要であると思う。「阻害しない」ことは何もしない，ということではない。「無関心」は明らかに成長を阻害する。一定の治療構造を維持しながら患者の話にじっと耳を傾けることができれば，力のある患者は「見守られている」中で成長することができる。

　治療が終結するとき，患者は1つのオルゴールを筆者にくださった。そのメロディは，これまでの共同作業を踏まえて"これから社会に向かって自分の力で羽ばたいていく"という治療者への静かなメッセージであったのではないかと感じられる。20年以上たった現在も，筆者は精神療法室にそれをおき，ときどき耳を傾けては初心を思い出すのである。

------●本症例を振り返って●------
①成長途上の思春期の症例である。
②家庭が不安定な状況の中，心理的な支えであった近親者の喪失と学校生活上の問題を契機に身体症状が発症した。
③身体的精査で器質的疾患を除外した後，治療的アプローチは「成長モデル」を基本とした。
④安定した構造を重視し，傾聴を中心とした支持的な精神療法を行い，本人の成長を見守った。

(4) 精神分析的精神療法：青年期の1例

　最後に，精神分析的精神療法を適用した症例を呈示する[10]。

> **症例5　低血圧様の症状にて登校困難となった20代前半女性**
>
> 初診までの経過：専門学校の最終学年の夏休み後，嘔気・頭痛・脱力感・起床不良などにより登校できなくなった．2週間くらい欠席した後その学年は休学し，4月に復学したが，再び同様の症状が出現し繰り返すため，学校から心療内科受診を勧められ，本人も原因を知りたいと思って受診した．来院時は学校に行けたり行けなかったりしている状態であった．

　初診後2回目の外来から筆者が担当することになった．"起きられない"という症状が「学校に行きたくない」ということと密接に関係していること，自分で自分のことを決められず，人に決めてもらおうとしていること，親を許せないことなどを自覚していることがうかがえた．

　治療者は本人がある程度洞察への意欲があることを踏まえ，精神分析的精神療法の適応を検討してみたいと考えた．そこで精神分析的精神療法について本人に説明すると，"やってみたい"と意欲的だったため，診断面接*8に導入した．

> **用語解説 *8　　　　　　　　　診断面接**
>
> 精神分析的精神療法に先立つ診断面接は，通常3～4回，生育歴・家族歴などを聴取して力動的な見立てを行う一連の面接である．

　診断面接では，父は職人気質で酒をよく飲み，人の話を聞かないタイプであり，小さい頃はほとんど家にいなかったこと，母は「ふつうのお母さん」で家のこともちゃんとしているし，一生懸命やるタイプで文句がつけられない，自分の意見を押し付ける面もある，母との思い出は「特にない」ということであった．

　小学校高学年のときからときどき朝起きられず学校に行けないことがあるようになり，それは中学に入って増強した．それでも成績は良く，高校に進学し，高校卒業後はこれまであまり人と接しないできたので人と接する仕事がしたいと思って人と接する仕事を目指して専門学校に行くことに

したとのことであった．両親にははじめ反対されたが，今まで親の言うとおりにしてきたので，反対されてかえって嬉しかったとのこと．しかし，合格したら賛成されてがっくりきたということであった．

診断面接では，泣きながらあれこれ語る一方で，母親に関する印象や過去の不登校のときのエピソードなどの陳述に，情緒的回想が欠落していることが1つの特徴であった．泣いているときもなぜ泣いているのか自分でわからず，泣くこととそのときの情緒がつながっていなかった．情緒や困っていることへの気づきが悪く，葛藤が生じると身体化してしまい，積極的に解決できず，受け身的に対処するパターンとなっていると考えた．そして，"自分で責任をもって選択できない"ことも1つのテーマになっていると考えた．

友人との恒常的な対象関係はそこそこ保てていると考えられた．主な防衛機制は「抑圧」という高次の防衛機制であると考えられた．また，泣いていても，診察室内・外の区別(限界の認識)もはっきりできていた．これらより，病態水準はカンバーグのいう神経症性水準にあると診断した．

精神発達診断的には，職業選択に際して「反対されてかえって嬉しかった」と述べているとことなどより，いわゆる反抗期にあたる，中学生くらいの思春期の心性をもった症例と診断した．

4回の診断面接終了後，週1回50分対面法による精神分析的精神療法に導入することとした．治療目標は問題が生じたとき身体化してしまって自分で解決できないところから，問題を精神的に認識し，自分で責任をもって決断できるということにおいた．

治療経過は約2年，72セッションであった．これを便宜上3期に分け，要約して述べる．

【第1期】第1回〜第17回頃(約8ヵ月間)

この時期は，当初治療への期待が大きかったものの，治療者との関係の中で次第に身体化が再現される時期である．

精神療法開始後数回は，泣きながら次々と生育上の両親，兄弟への恨みを話すことが続いた．現実生活では，第2回で兄弟とのけんかのあと学校に行けなくなり，母が学校に電話して辞めることになった．そのことにつ

いては"辞めさせられた"と感じている，とはじめから泣きながら話した。泣きながら，「家では泣いているときは放っておかれ，おさまると何事もなかったかのように扱われてしまう」と語った。ところが第3回終了後から，治療者の都合で治療が1週あくことが数回できてしまった。そのことを伝えた後，頭痛，頭重感，脱力感などの身体症状によって起きられず，患者のほうから治療をキャンセルすることが頻回に出現するようになった。すなわち，治療者への陰性感情が高まっていったが，それを治療者に伝えることができず，身体化していると考えられた。第10回では，「今度いつですか」と暗に休みの多い治療者への不満を表す発言と，母親とけんかして絶食している話があった。

　この第1期は，治療者・患者関係の側面からすると，当初治療や治療者への大きな理想化があったところから，治療者が構造を守りきれないことなどを通して治療者への幻滅が起こり，さらには自分を大事にしてくれないと感じている母親に対するのと同質の感情，すなわち陰性の母親転移が起こってき始めた時期と考えられる。そして，治療場面や実生活で起こってくる感情や葛藤をそのものとして自覚して処理できず，身体化や行動化してしまう時期と考えられた。

【第2期】第18回〜第47回頃(約9ヵ月)

　この時期は，治療者側からの休みが減じるとともに患者のキャンセルが減り，規則的な来院となるが，感情への気づきが出てくるとともに戸惑いも強くなる時期である。

　治療者は治療構造の不安定さが患者に非治療的であることを再確認し，治療者はやむをえないときは曜日を振り替えて治療時間を確保することとし，より安定した治療環境の提供を心がけた。すると，患者のキャンセルは減り，規則的な来院となった。しかし目がさめても布団から出られないことは続いていた。第19回では，「今日はここに来て涙が出て，"あ，不安定かな"と思った。ふだんは胸騒ぎがして気がついて，頓服を飲む」と，自分の精神状態を身体症状によって知ることが語られた。第20回では，「いいたいことがあるような感じ。すごくいっぱいあると思って涙が出てきた。いつもいっぱいあるんだけどみえない」と泣きながら語った。

＜いっぱい出てくること自体大変？＞と聞くと,「わからない。言葉にできないのがもどかしい。どう表現したらいいのかわからないまま迫ってくる。今まで見ようともしなかったものが見えて，迫ってくる」といった。そこで治療者は，＜いろいろなことが気持ちの奥のほうにあるんだけど，それを意識したり表現したりするのがつらいのかなという印象を受ける＞と介入すると「そう，わからない」と答えた。第23回では,「最近すごく眠くなる，昔からいやなことがあるとすごく眠くなる習性がある」と，眠りが逃避になっていることに気づいたことが語られた。第27回では,「先生今日疲れているみたい。きちんと話さないと聞いてもらえない気がする」とはじめて治療者への感情について述べ,「月曜から食事も1〜2食」「このままじゃだめだけど抜け出す気力がない。朝起きられない。朝起きるのが恐い感じがある」と語った。次第にいろいろな感情に気づきつつあり，つらくなってきていることがうかがえた。この身体症状は30回頃，ボーイフレンドからプロポーズされた頃からさらに増強した。

　第2期は，治療者患者関係では，少しずつ治療者に対する感情に言及できるようになった時期と考えられる。そして，身体化は相変わらず持続していたが，身体症状から自分の精神状態を知ることができるようになってきた。同時に,「言葉が出てこないけれど，何かある」と，抑圧していることを自覚するようになってきた。そのことが意識されるにつれ，一時的に身体症状も増強した。今まで気づかなかったことに気づき始めたところで，とまどいが大きくなっていることが推測された。付き合っているボーイフレンドについては，"いちばんわかってくれる人"という表現にとどまっていたが，第30回頃にプロポーズされるなど次第に現実的に関係が進むにつれ，ネガティブな側面にも直面せざるをえなくなり，それを自覚したり，治療者に話さなければならないことにつらさが生じていたことも予測された。

【第3期】第48回〜第72回（約8ヵ月）

　この時期は繰り返し精神療法の目的を確認する中で，自分が実はいろいろなことに困っていたのだと気づき，しかしそれ以上洞察していくことには不安が大きく，最終的に精神療法の終了に向かう時期である。

話すことがつらくなってきた患者は沈黙が多くなり，治療の行き詰まりを感じた治療者は，第48回で精神療法の目的の再確認を求めた．50回で患者は「精神療法の目的がわからなくなっている．1週間考えて，いいたくなかったんだとわかった」と述べ，治療を終わらせたいという希望を述べた．以後，その問題について考えていくことになった．その中で，「隠しているところがあるのかもしれない．周りはしゃべってしまった．あとはしゃべりたくないこと」と，これ以上洞察していくことへの不安が語られた．現実的にはボーイフレンドとの結婚話が進み，治療を終わらせたい気持ちに拍車がかかった．何回ものセッションの中で時間をかけて検討し，結局患者は治療を終了することを選び，6回のまとめのセッションの後，2年間の治療を終了した．

　第3期の後半で患者が述べた，「治療で達成できたと思うこと」をあげておく．

　「自分が何を思っているのかわかるようになった」（「実は寂しかった．それを自分にも隠していた」）

　「前は自分が家にいていいのだろうかという想いが強かった．精神療法を始める前には，それを認めるのも，自分が余計みじめになるのでできなかった．それで無理をして家に閉じこもった」「認めてしまったら，無理をしなくてよくなった」

　「困ってもSOSを出せる」（「母に初めて言いたいことを言った」）

　「実は母親に似ているところがあると気づいた」

　「自分や相手に対して"こうしなければいけない"という枠がなくなった」

　「周りのせいにばかりしていたが，自分のせいだとも思うようになった」

　「現実に生きていくことを知った」

　まとめると，自分が思っていることがよりわかるようになったということだと言えよう．

　その一方で，治療が終了することへの不安も語っている．

　「まだ話していないことがある．まだ母親を許せない．頭で先に理解しても感情がまだついてこない．ギャップがある」という課題を自覚している．

症例 5 の理解
〔精神分析的精神療法の治療機序〕

　精神分析的精神療法の治療機序の1つの特徴は，一定の治療構造の中で治療者患者関係が明らかになっていき，それを通して治療が進むということである。症例5でも，実生活で問題が生じ身体化している状態が，治療場面の中で治療者との関係で再現され，そのことを通じて洞察が進んでいる。治療者が治療技法上留意したことは，自分の感情を言葉にするのが苦手で，話しているうちに自分が何を話しているのかわからなくなってしまう患者の言葉をまずじっと聞き，それから患者の言っていることを咀嚼して言葉で返すことであった(明確化)。そのうち患者は自分の感情をイメージを通して語るようになったので，それもまた治療者の理解した言葉にして返していった。患者は治療開始当初から流涙することが多かったが，それは感情を伴っていなかった。初め涙は"なぜ出てくるのかわからない"身体的現象でしかなかったのである。家では，泣けばもう自分の言っていることを聞いてもらえず，泣き終わればもう済んだことにされてしまい，泣いている意味を取り上げてもらうことはなかった。しかし治療では，患者が泣きながら話しているときも，まずじっくり聞き，泣いている意味を取り上げ，言葉にしていった。そうした中で患者は自分の感情に気づいていった。

〔感情と意識への連携〕

　症例5の治療展開は，このように感情と意識の隔たりのあるところから，感情と意識への連携に向かっていく道筋であったといえよう。今回は残念ながら，感情への気づきの出現と同時に生じるとまどい，抵抗の途中で終了となった。しかし，重要であったのは，葛藤を身体化することしかできないところから，身体症状として現れている葛藤の存在を知り，精神的な側面で解決していくところへの入口に立つ橋渡しがなされたことであったと考えられた。

　この症例5は症例3・4と比較すると，より精神分析的な要素が強い。頻度と1回あたりの時間は日本精神分析学会による精神分析的精神療法の基準を満

たす「週1回50分」であり，筆者自身が「精神分析的精神療法」の専門的研修を受けながら，「精神分析的精神療法」という意識をもって行ったケースである。

そのぶん，症例3・4より「洞察」を意図している。精神分析的精神療法では「治療者患者関係」の中の相互作用である「転移」「逆転移」を重視して取り扱う。すなわち，患者の日常の話も治療者と関係のない日常の話として聞くのではなく，つねに治療者との関係性，治療者への感情の影響などに注意しながら聞くことになる。本症例では特に1期において治療者にいえない陰性感情と日常生活での行動化の関係を取り扱っている[*9]。

〔なぜだかわからないけれど出てくる涙〕

「泣く」という行為は通常は情動の表出行為である。症例4では，治療経過の中で「最近泣くようになった。泣くと自分に負担がかかっていないんだと思ってほっとする」と述べている。これは，つらいときに感情を抑圧していた自分が泣くことができるようになった，つまり無理な我慢をしないで素直に感情を表出できるようになったと自覚していたといえる。

しかし，この「なぜだかわからないけど涙が出てくる」症例5においては，「泣く」という行為は当初単なる「身体的現象」であり，それが感情の表現であるという自覚がなかった。精神療法ではなぜ今涙が出てきているのだろうということを取り上げ，患者が考えることを見守っていった。そうした中で，「言葉が出てこないけれど，何かある」と，感情を抑圧していることを自覚するようになっていった。

用語解説 *9　　転移と逆転移

転移とは患者が過去の重要な対人関係を治療者との関係に重ね合わせて体験する現象をいう。逆転移とは，狭義にはその転移に触発されて治療者が，治療者自身の過去の重要な対人関係を患者と重ね合わせて体験することをいい，広義には患者に対する治療者の情動反応全般をさす。転移と逆転移は精神分析・精神分析的精神療法において，治療経過で必ず起こり治療の展開の要ともなるキー概念である。

〔本格的洞察に向かうには〕

　自分がまだよくわかっていないものが自分の中にあると気が付き始めた患者であったが，その，自分の中にあるものを直視するのは大きな不安を伴った。本格的な自分との取り組みはこれから，というところで終了になった。この後さらに精神療法に取り組んで洞察を深めていくためには，つらくても精神療法のプロセスに取り組もうという本人の強い意思と，不安を抱えられるしっかりした治療構造，患者がさまざまな転移を向けてきても逆転移に翻弄されない治療者側の熟練が必要であったであろうと考えられる。カウンセリングを受ければ楽になると気楽に考える人も多い中，精神分析的精神療法は自分の受け入れたくない側面をも直視する厳しさを含む精神療法である。しかし，だからこそ，通常変わらないと考えられがちないわゆる「性格・人格」まで変容することもある，人格の根本にふれる精神療法なのである。

〔病院における精神療法の限界〕

　筆者が当時を振り返って昨今思うことは，この本格的に自分の内界をみつめる，「自分と取り組む」精神療法を，病院の中でしかも保険診療の範囲で行うのはなかなか難しいのではないかということである。「構造の維持」といっても，病院では特に医師は大勢の患者を受け持ち，何かあれば駆けつけなければならない状況にある。精神療法中は対応を他の医師に任せるという体制がとれればそれは大変精神療法の行いやすい恵まれた環境といえるが，多くは現実的に難しいのではないかと思う。また，医師の勤務異動や体制の変更は日常的なものである場合が多い。筆者が本格的な精神療法に，本当に腰を据えて取り組めるようになったと感じるのはやはり自費の精神療法オフィスを構えてからである。当時このケースを含む精神療法を病院内で行っていたときは，精神療法施行に理解がある大変恵まれた環境にあったと思うが，それでも現在のようなわけにはいかなかった。外的・内的構造を自分で規定できる自分のオフィスであるという治療者自身の安心感・安定感（もちろん経営を含めたすべての責任を自分がもたなければならないという，病院勤務時代とは別の課題は生じるのであるが）が，精神療法構造そのものにもたらす安定は計り知れないと考えている。

> ● 本症例を振り返って ●
> ①低血圧様の種々の身体症状によって登校できなくなった青年期の症例である。
> ②原因を知りたいと述べ，またある程度自分で状況について気がついており，洞察への意欲が認められた。
> ③診断面接を経て精神分析的精神療法に導入した。
> ④身体症状の背景にある葛藤に気づくようになっていった。
> ⑤問題に本格的に取り組む手前で（「抵抗」の途中で）終了となった。

3 力動指向的アートセラピー（芸術療法）

精神分析的な治療の最後に，アートセラピー（芸術療法）についてふれておきたい。

絵画や音楽などの芸術（アート）は，言語的表現を超えて，心理的な表現を可能にするものである[11]。

わが国においては，芸術療法はコラージュ療法をはじめとして主にユング派の心理療法家によって語られることが多いようである。森谷らによる「コラージュ療法入門」[12]もその1冊である。森谷は「コラージュの成立とその展開」の「臨床場面でのコラージュ技法の歴史」において，1970年代からのアメリカを中心とするコラージュ技法を扱った論文を紹介し，これらが箱庭療法との関係にはまったくふれていないことを述べて，「日本でのコラージュ技法との出会いが箱庭療法を通してであることを考えると，この相違は今後の展開に大きな影響を与えることが想像される」と述べている。

すなわち，アメリカで発展したコラージュ療法と異なり，日本で発展したコラージュ療法は，箱庭療法が基盤にあるのが特徴である。

これをふまえ，まず箱庭療法について説明する。

(1) 箱庭療法とは（ユング派の技法）

箱庭療法は，イギリスのローエンフェルト（Lowenfeld, M.）によって考案され，カルフ（Kalff, D.）がユング（Jung, C. G.）の分析心理学の教えを導入してスイスで発展させたものである[13]。

内側が青く塗られた57×72×7 cmの箱に砂を入れたものを，立ったとき腰のあたりにくるくらいの高さに置いて用いる。この箱の大きさ自体が，箱を腰のあたりに置いたときに大体視界に入る程度としてローエンフェルトが考えたということである。箱の内側が青いのは，砂を掘ったときに「水」が出てくる感じが表現できる（川や海，湖なども表現できる）ためである。その箱に，用意された玩具を好きなように並べてもらう。治療者は作成の傍らにいて，作品ができあがるのを見守るのである。あまりに攻撃性が激しく表現されて自我による再統合が危ういことが予測される（病状が悪化する）ような場合には治療者は途中で作成を中止させる必要がある。

箱庭療法は診断的に用いることも可能であるが，主に治療として用いられる。河合はカルフに従い，「箱庭は治療者と被治療者との人間関係を母胎として生み出された一つの表現」と述べ，また「心理療法においては，クライアントの自我にのみ注目せず，治療者の受容的な態度に支えられて，クライアントの心の中に新たに生じてくるものを大切にし，その発展の可能性を生かそうとする。この際，その可能性として生じてきつつあるものを言語化して表現することはなかなか困難である場合が多いが，それを箱庭という一つの視覚に訴える表現方法によって引き出そうとするのである」と述べている[13]。

(2) コラージュ療法

コラージュ療法について，森谷[12]は「箱庭のミニチュア化」「持ち運べる箱庭」という表現をしている。箱庭は前述のように比較的大きな箱に実際に砂を入れて用いるもので，ちょっと移動するだけでも難儀である。筆者は自分の心理療法室に箱庭を置いているが，患者さんの，場所を動かしてほしいなどという要望に応じようとすると大汗をかくことになる。また，さまざまな種類の大量の玩具が必要である。筆者は通常サイズの本棚を丸ごと箱庭玩具用の棚にしている。

コラージュ療法は，台紙に雑誌などの印刷物の切り抜きを自由に貼って表現する技法である。台紙は森谷はA4判（約21×30 cm）またはB4判（約26×37 cm），杉浦は四つ切（約38×54 cm）の画用紙を使用しているということである。雑誌をたくさん用意しておいて治療時間に直接切り抜く「マガジン・ピ

クチャー・コラージュ法」と，前もって治療者が切り抜きを大量に準備して箱に入れておく「コラージュ・ボックス法」がある。

特にコラージュ・ボックス法では，箱庭に比べ大がかりな道具なしで内界の表現が可能というわけである。

一方，先に述べたように1970年代から発展したアメリカでのコラージュ療法は箱庭療法を基盤としていない。森谷は，「コラージュ技法の臨床場面での応用はアメリカのデトロイトの作業療法士を中心に始まり，後にアートセラピストたちにも発展していった，と考えることができるだろう」と述べ，またカルフが箱庭療法を出版した1966年の2年後である1968年から「精神分析の枠組みから，患者の人格の力動的構造に作用している症状を評価するために」作業療法プログラムの1つとしてコラージュを実施している論文を紹介している。

(3) 力動指向的アートセラピー

ナウムブルグ (Naumburg, M.) は「力動指向的芸術療法 (Dynamically Oriented Art Therapy)」[14] において，「芸術療法は患者治療者間の象徴的次元におけるコミュニケーションを描画への投影によって促進する」と述べ，「当初は言語表現できなかった人も絵画表現あるいは造形表現を用いているうちに，自分の作品を説明しようとして，それが言語化の端緒となることも大いにある」と述べている。そしてその技法において「芸術療法士というものは患者の象徴的絵画表現を解釈するのではない。患者が自力で自分の作品の意味が見出せるように援助するのである」と述べている。

さらに，力動指向的芸術療法と作業療法との違いについては「芸術療法は力動指向的であり，その治癒機転は患者・治療者間の転移によるものである」と述べている。そして，そのセラピストとしては「精神療法家としての訓練をしっかり受け，創造的芸術のどれかに共感的な関心があれば，患者の創造努力を有効に援助できる」と述べている。

筆者は1995～1996年，米国メニンガークリニックの留学中，9ヵ月にわたって摂食障害病棟で行われていた週2回のアートセラピーグループに参加した。そこでは毎回，さまざまな課題が出され，描画を媒介としたグループ療法が行われていた。

本書第3章 5 の「バイオフィードバック療法」で述べた通り，ザービーも，摂食障害治療における experiential therapy（"体験"療法）の重要性にふれ，アートセラピーについては複数箇所で言及している[15]。

この経験を踏まえて，筆者は帰国後精神科病院内において摂食障害患者を対象としたアートセラピーグループを立ち上げた。当初は描画も行っていたが，ここで大変導入しやすかったのがコラージュであった。

このときの導入に際して考慮すべき問題について，後に課題を整理した。それらは，①グループの構成（性別，疾患，病態水準，入院・外来の別，人数），②全体の時間と配分，③内省を促す刺激の強さの程度，④セッションごとの課題を系統的にするか1回ごとに決めるか，⑤参加に際し自主性を尊重するか義務化するかなどであった。病院内での洞察志向型グループアートセラピー導入にあたっては，個々の患者に個別の配慮をすると同時に，グループ全体としての機能化への配慮，およびグループメンバーがセッションの前後はグループメンバー以外の患者を交えた病棟生活を営んでいるという点への配慮が必要となる。

この中で特に自主性を重んじるか，義務化するかという問題はグループのあり方を決定する大きな問題である。コラージュなどのアートセラピーでは，作品を通じて自らの内界が表現されることになる。それをグループで行う際には互いに侵入的にならないよう，発言は肯定的なものにするなどのルールも必要である。それでも参加に不安をおぼえる者もある中，半ば義務化されて継続参加するうちにグループを積極的に利用できるようになる場合もある。筆者らの経験では，グループへの導入は慎重に，患者の個別性・特殊性をよく検討することが重要であると考えている[16〜19]。

個人精神療法を行う際に力動的なアートセラピーが可能であることを説明したときの反応は人それぞれである。筆者は自分の心理療法室に箱庭を置いている（これは精神分析的なオリエンテーションの精神療法家のオフィスには非常にまれなことであると思われる。先に述べたように，箱庭はユング派において発展してきた技法であるからである）。少なからぬ人が「これは何ですか？」と興味を示す。箱庭であり，そこにある人形や置物を自由に並べる心理療法であると説明し，やってみたければいってくださいと伝える。成人のクライエントさんで即やってみたいという人はあまりいない。しかし，精神療法のプロセ

スで突然これをやってみたくなる局面がくる場合がある。これを言語で表現すべき精神療法における「言語化への『抵抗』」ととる向きもあろうが，治療者としての実感としてはむしろ漠然としたイメージを形にすることによって言語化への橋渡しがなされる（その後言語化が促進される）場合が多いと感じる。

一方で，アートセラピー全般にむしろはっきりと「拒否」をされる方もある。「芸術」に強い興味をもちながら，それを表出することにためらいや不安をもっている場合には顕著である。評価されるという不安に対しては，上手下手は関係ないことを説明するが，もちろんしたくないという方に無理に勧めることはない。しかしそのやりとりを通じて，「内界が露出することへの恐れ」などの葛藤が明らかになる場合もある。

ナウムブルグ[14]は「芸術療法を受けにくる人の動機はどういうものであるか」という問いについて，2つのタイプをあげ，「神経症によって創作表現を妨げられている人」と「神経症患者であるが，芸術療法によって，狭義の治療効果の他に，さらに自分のもっている潜在的な創造力を解放する助けにならないかという期待をこめてこの治療を期待する人たち」をあげており，この第2のタイプが多いと述べている。そして，むしろ本職の画家を治療する場合には色や形の専門的訓練を受けているがために特有の困難があり，技術的には立派でも無意識の葛藤を解放するのには困難を伴うことが多いことを指摘し，「芸術療法というアプローチの有効性」は患者の絵の才能によらないことを強調している。

心理療法は，治療者が何か「指導」したり「導い」たりするものではない。特に力動的な精神療法は，クライエントが自分自身の内界と対峙し，"自分の本当の声"を聴いていく作業である。「自分の声」を無視して人の求めるものに沿って生きようとする人のいかに多いことであろうか。幼い頃にそうする（自分が何を求めているかではなく親が何を求めているかに沿って行動する）しかできず，そうすることで「生き延びて」きた人はなおさらである。しかし，自分の声を無視し続けていると何か不具合が起こる。それは慢性的な不適応感（周囲からは順調にみえるのに自分では何かおかしいという感じ）であったり，意識的には不本意な身体症状（心身症）であったりするのである。心の声は，はじめは小さくてわかりにくい。その最初の声を聞き取る手段として，前言語的な手法であるアートセラピーは非常に有用であると考える。

文　献

1) 日本うつ病学会 気分障害の治療ガイドライン作成委員会：II 大うつ病性障害．日本うつ病学会治療ガイドライン．2012（http：//www.secretariat.ne.jp/jsmd/mood_disorder/img/130924.pdf）
2) de Maat,S., Dekker, J., Schoevers, R., et al.：Short psychodynamic supportive psychotherapy, antidepressants, and their combination in the treatment of major depression： a mega-analysis based on three randomized clinical trials. Depress Anxiety, **25**：565-574, 2008
3) de Maat, S., de Jonghe, F., Schoevers, R., et al.：The effectiveness of long-term psychoanalytic therapy：a systematic review of empirical studies. Harv Rev of Psychiatry, **17**：1-23, 2009
4) 斎藤清二：医療におけるナラティブとエビデンス—対立から調和へ．遠見書房，東京，2012
5) 斎藤清二，山本和利，岸本寛史 監：ナラティブ・ベイスト・メディスン—臨床における物語りと対話（トリシャ・グリーンハル，ブライアン・ハーウィッツ 編）．金剛出版，東京，2001
6) 佐々好子：第3章 精神分析的精神療法．心身症と心理療法（中島弘子 編著，筒井末春 監）．新興医学出版社，東京，pp19-53, 2002
7) 中島弘子：第2章 一般外来における心身症治療．心身症と心理療法（中島弘子 編著，筒井末春 監）．新興医学出版社，東京，pp5-18, 2002
8) 中島弘子，芝山幸久，坪井康次，他：不定愁訴を訴える老人患者への治療的対応—自律神経失調症から身体化障害への橋渡しを行った1例を通して．臨床精神医学，**21**：412-416, 1992
9) 中島弘子，中野弘一，筒井末春：身体症状による不登校を呈した思春期患者の一治療例．思春期学，**10**：317, 1993
10) 中島弘子：心身症治療における精神分析的精神療法の有用性．心身医学，**36**：69-74, 1996
11) 中島弘子：第6章 芸術療法．心身症と心理療法（中島弘子 編著，筒井末春 監）．pp71-74, 新興医学出版社，東京，2002
12) 森谷寛之，杉浦京子，入江　茂，他 編：コラージュ療法入門．創元社，大阪，1993
13) 河合隼雄 編：箱庭療法入門．誠信書房，東京，pp3-30, 1969
14) Naumburg, M.：Dynamically oriented art therapy-Its principles and practice. Grune & Stratton, New York, 1966 [中井久夫 監訳：力動指向的芸術療法（M. ナウムブルグ）．金剛出版，東京，pp11-64, 1995]
15) Kathryn, J. Zerbe：The body betrayed-A deeper understanding of women, eating

disorders, and treatment. American Psychiatric Press, 1993 [藤本淳三, 井上洋一, 水田一郎, 他 監:心が身体を裏切る時—増え続ける摂食障害と統合的治療アプローチ（キャスリン J. ゼルベ). 星和書店, 東京, 1998]
16) 中島弘子, 木谷育代, 松本礼子, 他:精神病院内心療内科における洞察志向型アートセラピーグループの試み—導入における問題点. 第40回日本心身医学会総会ならびに学術講演会抄録集. 心身医学, **39** (Suppl 2):48, 1999
17) 中島弘子, 松本礼子, 白石泰夫, 他:摂食障害患者への洞察志向型アートセラピーグループの試み—（第2報). 第41回日本心身医学会総会ならびに学術講演会抄録集. 心身医学, **40** (Suppl):113, 2000
18) 中島弘子, 袖本礼子, 中野博子, 他:摂食障害患者への洞察志向型アートセラピーグループの試み（第3報）病型をめぐって. 第42回日本心身医学会総会ならびに学術講演会抄録集. 心身医学, **41** (Suppl 2):61, 2001
19) 中島弘子, 袖本礼子, 濱本奈緒, 他:摂食障害患者を中心とした洞察志向型アートセラピーグループ第4報—早期中断者と長期継続者の傾向—. 第43回日本心身医学会総会ならびに学術講演会抄録集. 心身医学, **42** (Suppl):186, 2002

コラム　摂食障害の多面的治療

　本書の第3章と第4章において，摂食障害への多面的治療の例をあげた。摂食障害は，さまざまな立場からの病態理解が試みられている疾患である。生物学的理解，精神力動（精神分析）的理解，行動論的理解，認知理論による理解，家族理論からの理解など実に多方面からの病態理解がある。それぞれの学派はその理論に基づいて治療技法を考案している。
　一方で昨今ではその治療には複数の理論を考慮した治療が行われることも多い。筆者が留学した1995〜1996年当時のメニンガークリニックの摂食障害病棟では，一定の栄養を摂取することと行動制限を含む行動療法を基本としつつ，栄養教育，個人精神療法，集団精神療法，運動療法，アートセラピー，バイオフィードバック療法といった多様な治療法が組み込まれ，患者は1日中治療スケジュールでいっぱいといった状況であった。本書では心理療法に焦点をあてて，身体的治療については詳述していないが，摂食障害は身体的に重篤となることも多い疾患である。まさに心身医学の基本である，身体・心理・社会面のすべてに配慮が必要な疾患であり，多面的治療は不可欠といえる。

あ と が き

　心身症臨床のまなざし。本書のタイトルを新興医学出版社の林氏と決めた夜，私は静かに思いをめぐらせていました。
　医学部を卒業し，多くの臨床科の中から心療内科を自分の専門科として選びました。心と身体の結びつきを扱うということに深く興味を持ったためです。しかし，今思えば，それは私自身の身体におこる現象が，もしかしたら心と深い結び付きをもってのことではないかと感じ始めていたことと無縁であったわけがありません。ただ，当時の私は，そのことにさほど自覚的ではありませんでした。一方，心療内科・心身医学を極めるのは，並大抵のことではないだろうと思いました。内科を深く学ぶだけではなく，精神医学も十分に学ばなければ，本当に心身医学を習得することにはならないだろう。その遙かな道のりを思いました。
　それから早くも4分の1世紀以上（！）の時が過ぎました。内科実践は残念ながら，未熟な域を出ませんでしたが，精神医学では国内留学，さらには海外留学もさせていただき，精神分析に出会うこともできました。それは理論や臨床の学びだけではなく，自身が個人精神療法を受けるという恵まれた体験—米国での1年間，週2回の精神分析的個人精神療法—を含むことになりました。さらに帰国後は，別の学派である分析心理学による心理療法を，正式な資格を保持するユング派分析家に，週1回6年半にわたり受ける機会を得ました。専門家が心理療法を受けて学習するという意味での教育分析の枠で受け入れていただきましたが，実のところ帰国後のカウンター・カルチャーショック（帰国によるカルチャーショック）に耐えかねてのことでした。この2つの体験は，私の臨床家・精神療法家としての姿勢に，大きな影響を及ぼすことになりました。
　世間では，心の問題に気付いて援助を求める人は弱い人のように扱われることがあります。私はそうは思いません。本当に自分の心に向き合うのは，勇気

のいることです。

　この道に入り，次第に私は自分に突然訪れていた頭痛などの身体現象の由来を理解しました。そしてそれを自分のものとして受け入れるとともに，それらは影をひそめ，もう私を悩ませなくなりました。今は精神分析的精神療法を中心とする自分のオフィスで，かつて自分がしたように，より自分らしく生きるために自分の心をみつめる作業をすると決めたクライエントさんを，援助する仕事をしています。自分を知っていく作業は終わりがありません。セラピストはクライエントさんが必要な間，その作業に寄り添う伴走者です。ああそうだったのかと，実感を伴う洞察をする瞬間に立ち会えるのは，セラピストとしてこの上ない喜びです。

　そしてもうひとつ，自分がこれまでの勉学や実践，経験から知りえたことを，よりよい医療を志す人や，自分自身の糧としたい人に伝えることも，自分の大事な役割と認識するようになりました。大学での仕事はもちろんのこと，本書もまた，そのひとつです。

　今回，心身医学の師である東邦大学・人間総合科学大学名誉教授の筒井末春先生に再び監修をしていただきました。前著の続編を書きたい気持ちになっている，というつぶやきに，「是非。」と即答いただいたところから本書は走り出しました。心身医学の徒としての今日の私があるのは筒井先生のおかげです。感謝しても，し尽くせない思いです。そして東邦大学心身医学講座で御指導いただいた先生方，ともに学んだ同僚は，今も大事な宝です。精神分析の基礎は東海大学精神科で学ばせていただきました。同大学での温かいご指導と今に至る御厚情に深く感謝申し上げます。米国メニンガークリニック留学を支えて下さった先生方をはじめとし，お礼申し上げたい方は尽きません。奉職する人間総合科学大学での，久住眞理学長先生をはじめとする教職員の皆様のご指導ご配慮に厚く感謝申し上げます。学生さんからは実に多くの刺激をいただき，教えるということは学ぶことであるとあらためて実感しています。そして，本書誕生はこれまで多くのことを教えてくださった患者さん，クライエントさんのおかげです。これからも患者さん，クライエントさんとともに学ぶ者でありたいと思っています。

　今回，前著執筆時と大きく異なるのは，自分の家族があることです。いつも

あとがき

励ましてくれる夫と娘のおかげで，1冊を仕上げるという課題を達成することができました．仕事と家庭，トータルに生きる者でありたいというのは私の若い頃からの強い願いですが，その私と，家族は多くの折り合いをつけてくれています．この場をお借りして感謝を伝えたいと思います．

最後になりましたが，新興医学出版社の林峰子代表取締役社長と本書出版に関わって下さったすべての方に厚くお礼申し上げます．装丁は何回も本文を読み込んでイメージをふくらませて制作してくださったそうです．おかげで本書のイメージにぴったりのものになりとても嬉しく思っています．林氏の温かい御理解と励ましによって本書に息吹が吹き込まれました．深く感謝しています．

本書を読んで下さった方が心身症の奥深さに興味をもたれ，本書がさらなる探求・学習のきっかけとなれたならば，著者としてこれに勝る喜びはありません．

2014年7月

矢吹弘子

索　引

■ 人名索引

あ
青木宏之 …………………………26
アモン(Ammon, G.) ………21, 25, 26
アレキサンダー(Alexander, F.) ………20
アントノフスキー(Antonovsky, A.) ‥8
アンナ・フロイト(Freud, A.) ………31

い
池見酉次郎 ………………………23
石川　中 …………………………10
岩井　寛 …………………………73

う
ウィニコット(Winnicott, D. W.) ‥14, 27
ウォルピ(Wolpe, J.) …………45, 46

え
エリクソン(Erikson, E. H.) …………74

お
小此木啓吾 ………………………35

か
カルフ(Kalff, D.) …………………87
カンバーグ(Kernberg, O.)　27, 28, 30, 80

き
キャノン(Cannon, W. B.) ……………8

く
クライン(Klein, M.) ………………38

クリスタル(Krystal, H.) ……………24
グリーンハル(Greenhalgh, T.) ………65

さ
斎藤清二 ……………………64, 66
サケット(Sackett, D. L.) ……………64
ザービー(Zerbe, K. J.) ………58, 60, 90

し
シフネオス(Sifneos, P. E.) ……………23
シャルコー(Charcot, J. M.) …………16
シュルツ(Schulz, J. H.) ……………52

す
杉浦京子 …………………………88
スキナー(Skinner, B. F.) ……………47
ステファノス(Stephanos, S.) …………23

せ
セリエ(Selye, H.) ……………………8

そ
ソーンダイク(Thorndike, E. L.) ………47

た
竹中星郎 …………………………73

と
ドイチュ(Deutsch, F.) ………………26

な
ナウムブルグ(Naumburg, M.) ………89

成田善弘 …………………23, 24, 26

ね
ネマイエ(Nemiah, J. C.) …………23

は
ハインロート(Heinroth, J. C. A.) ………8
パブロフ(Pavlov, I. P.) ……………44
パールズ(Perls, F. S.) ……………44
バンデューラ(Bandura, A.) …………48

ひ
ビンスワンガー(Binswanger, L.) ……44

ふ
フェダーン(Federn, P.) ……………26
フォークト(Vogt, O.) ………………52
フォード(Ford, C. V.) ………………73
ブロイアー(Breuer, J.) ……………17
フロイト(Freud, S)
　　………8, 16, 19, 20, 26, 31, 35, 44, 68

へ
ヘッカー(Hecker, E.) ………………20
ベック(Beck, A. T.) ………………49

ま
前田重治 ………………………23

も
森谷寛之 ………………………88

ゆ
ユング(Jung, C. G.) ………………87

ろ
ローエンフェルト(Lowenfeld, M.) …87
ロジャーズ(Rogers, C. R.) …………44

わ
ワイス(Weiss, L.) ………………51
ワトソン(Watson, J. B.) …………44

■事項索引

あ
ICD-10 …………………………16
アジェンダ ………………………50
アートセラピー ………58, 60, 87, 90, 91
　力動指向― ……………………87, 89
アレキシサイミア, アレキシシミア
　(alexithymia) …………………23
アンナ・O(Anna, O.) ……………17, 18

い
意識 ……………………………44
意識化 …………………………34
医療面接 ………………………64, 66
医療モデル ………………………11

う
うつ病 ……………………8, 50, 64

え
エス(イド) ………………………31
エディプス・コンプレックス …………35
エリザベート・フォン・R嬢(Fräulein
　Elizabeth von R.) ………………18

お

置き換え(displacement) ……………35
オペラント(operant)行動 …………45
オペラント条件付け(道具的条件付け)
　………………………………47, 56
音楽療法 ……………………………58

か

解釈 ………………………33, 40, 68
外的治療構造 ………………………69
解離性障害 …………………………17
科学的根拠に基づく医療(evidence-
　based medicine：EBM) ………64, 66
科学的根拠に基づく実践(evidence-
　based practice：EBP) ……………65
過食症 ……………………51, 57, 64
眼瞼けいれん ………………………57

き

逆制止に基づく拮抗的条件付け ……45
逆転移 …………………………85, 86
境界水準 ……………28, 29, 30, 30, 38
境界性パーソナリティ障害 …………29
強迫神経症 …………………………36
虚偽性障害 …………………………34
去勢不安 ……………………………35
緊張型頭痛 ……………………12, 57

く

クライエント中心療法 ………………44

け

芸術療法(art therapy) ……87, 89, 91
　力動指向的— ……………………87, 89
傾聴 …………………………………68

系統的脱感作法 …………………45, 46
ゲシュタルト療法 …………………44
結果予期 ……………………………48
健康生成論 …………………………8
言語化 …………………………24, 91
現実検討能力 …………………28, 30
現実神経症 ……………………19, 20
原始的理想化(primitive idealization) 38
現存在分析 …………………………44

こ

交感神経系 …………………………21
攻撃性 …………………………21, 22, 27
　建設的— ……………………………27
　破壊的— ……………………………27
口唇期 ………………………………35
構造 ……………………………68, 75
行動化(acting out) ……………24, 85
行動形成法(shaping) ………………48
行動主義的心理学 …………………44
行動分析 ……………………………46
行動変容 ……………………………49
行動療法 ………………………44, 60
行動論 ………………………………93
更年期 ………………………………9
更年期障害 …………………………9
肛門期 ………………………………35
交流分析 ……………………………44
効力予期 ……………………………48
個人精神療法 ………………………93
古典的条件付け(レスポンデント
　条件付け) ………………………44
コラージュ療法 ………………87, 88, 90

さ

サイコドラマ(心理劇) …………58
作業療法 ……………………89
詐病 …………………………34

し

自我 …………………………31
自我機能 ……………………24
自我境界 ………… 14, 26, 27, 28, 29
自我同一性 ………… 27, 27, 29, 30
弛緩訓練 ……………………46
自己愛性パーソナリティ障害 ………39
自己愛的障害 ……………… 26, 27
自己効力感 …………………48
支持的精神療法 ……… 24, 68, 70, 74, 75
思春期 ………………………78
疾患 …………………………65
失感情症(alexithymia) ……………23
実証的研究によって支持された治療法
　(empirically supported treatments：
　ESTs) ……………………65
実存分析 ……………………44
疾病利得 ……………………32
　一時的―(praimary gain) …………32
　二次的―(secondary gain) …… 32, 34
自動思考 ………………… 49, 50
社会的学習理論 ……………48
斜頸 …………………………57
集団精神療法 ………………93
自由連想法 ……………… 18, 68
受動的注意集中 ……………53
昇華(sublimation) ………… 30, 31
条件付け ……………………45
　オペラント―(道具的―) 44, 47, 48, 56
　古典的―(レスポンデント―)
　　　……………… 44, 45, 47, 48
植物神経症 …………………21
書痙 …………………………57
自律訓練法 …………………52
自律神経 ……………… 21, 58, 59, 70
自律神経失調症 ……………71
自律神経反応論 ……………20
自律性解放 …………………53
心気症 ………………………70
心筋梗塞 ……………………55
神経症 ………………… 8, 23, 72
神経症性水準 …… 28, 29, 30, 37, 75, 80
神経性食欲不振症 ………… 37, 57, 58
新行動主義 …………………44
信号と象徴の原理 …………10
心身医学 …………… 8, 20, 21, 25, 26
心身症 …… 8, 10, 20, 22, 23, 24, 25, 26, 27,
　31, 32, 52, 64, 91
心身相関 ……………………8
身体化 …………………… 34, 80
身体化障害 …………………71
身体言語 ……………………26
身体自我感情 ………………26
身体症状症および関連症群(somatic
　symptom and related disorders) …17
身体表現性障害 ……………17
診断面接 ……………… 13, 67, 70, 75, 79
心的外傷後ストレス障害(posttraumatic
　stress disorder：PTSD) ………9, 57
心理学におけるエビデンスに基づく実践
　(evidence based practice in
　psychology：EBPP) ……………65
心療内科 ……………… 32, 46, 55, 57, 70

す

随意神経 …………………………56
スキナー箱 ………………………47
スキーマ(schema) ………………49
スーパービジョン(supervision) ……40

せ

性器期 ……………………………35
精神神経症 ………………… 19,21
精神性的発達理論 ………………35
精神病性水準 ………… 28,29,30,70
精神分析 …… 16,26,40,59,60,85,89,93
精神分析的精神療法 ‥40,52,66,67,68,
  69,78,79,84,85,87
精神分析療法 ……………………44
　古典的— ……………………… 24,68
成長モデル ……………………… 11,77
性的同一性 ………………………35
青年期 ……………………………78
摂食障害 ……………………60,90,93
セルフ・エフィカシー(self-efficacy)
…………………………………48
全人的医療 ………………………… 8
潜伏期 ……………………………35

そ

促進的環境(facilitating environment)
………………………………14,27

た

体験療法(experiential therapy) ‥58,90
退行(regression) …………………37
第3勢力 …………………………44
対象関係 ……………………… 24,80
対面法 ………………………… 24,68

た

多軸診断 …………………………17
脱価値化(devaluation) …………38
男根期(エディプス期) …………35

ち

知性化(intellectualization) ………37
超自我(スーパーエゴ) ……… 30,31
直面化 ……………………………68
治療機序 …………………………84
治療構造 ………… 14,68,77,81,84
治療者患者関係 ……………… 82,85
治療面接 …………………………67

て

DSM …………………………………17
DSM-5 ………………………………34
低血糖 ……………………………55
抵抗 ………………………………91
転移 …………………………85,86,89
　母親— …………………………81
転換性障害 ……………………17,17,34
転換(conversion) ………………32

と

同一化(identification) ……………37
投影性同一視(projective identification)
…………………………………39
投影(projection) ……………… 30,39
動機付け …………………………52
洞察 ………………… 25,83,85,86
糖尿病 ……………………………55
トークン・エコノミー法
　(token-economy) ……………48
取り消し(undoing) ………………36
トロフォトロピック効果 …………53

な

ナラティブ・アプローチ ……………65

に

日本自律訓練学会 ……………………52
日本精神分析学会 ……………………84
人間性心理学 …………………………44
認知行動療法 ……………50,51,60,64
認知の三要素(cognitive triad) ………49
認知の歪み ……………………………49
認知療法 ………………………………50
認知理論 ………………………………93

は

バイオフィードバック療法(biofeedback therapy) ……………52,56,58,60,93
箱庭療法 …………………………87,88
パーソナリティ障害 …………………25
発達水準 ………………………………37
パリ学派 ………………………………23
ハンス少年 ……………………………35
反動形成(reaction formation) ………36
万能感(omnipotence) ………………39

ひ

冷え症 …………………………………57
ヒステリー性転換 ……………16,26,32
否認(denial) …………………………38
皮膚温バイオフィードバック …………57
病因論 ……………………………………8
標準練習 ………………………………54
病態水準 …………………………27,30

ふ

不安階層表 ……………………………46
不安神経症 ……………16,19,20,32,45
不安発作の等価症 …………………21,26
副交感神経系 …………………………21
不随意神経 ……………………………56
不整脈 …………………………………55
部分対象関係 ………………………30,39
分離(isolation) ………………………36
分裂(splitting) ……………………30,38

へ

米国心理学会(American Psychological Association：APA) ………………65
変換症/転換性障害(機能性神経症状症)〔conversion disorder (functional neurological symptom disorder)〕 ………17
片頭痛 ……………………………22,57

ほ

防衛 ……………………………………25
防衛機制 ……………………28,30,80
　原始的— …………………………30,31,38
　神経症的— ………………………30,31
ボストン・グループ …………………23
本態性高血圧 …………………………22

み

ミス・ルーシー・R(Miss Lucy, R.) ‥18

む

無意識 …………………………………20
ムーブメント・セラピー ……………58

め

明確化 …………………………………84
メニンガークリニック ……57,58,59,60,

89, 93

も
モデリング(modeling) ……………48
物語と対話に基づく医療(narrative-based medicine：NBM) ……………64

や
病い ……………………………………65

ゆ
ユング派 ……………………87, 90

よ
予期機能 ………………………………48
抑圧(repression) ………………19, 31, 80

り
力動精神医学 …………………………20
力動的(精神分析的)精神療法 ……24, 64
理想化 …………………………………81

れ
レイノー(Raynaud)病 …………………57
レジリエンス(resilience) ……………9
レスポンデント(respondent)行動 ……45
レスポンデント反応 …………………56

ろ
老年期 ……………………70, 72, 74

【著者プロフィール】

矢吹　弘子　Hiroko YABUKI M.D., Ph.D.

1987 年	東邦大学医学部卒業
	東邦大学心身医学講座（心療内科）にて研修，研究生を経て助手
	東海大学精神科　国内留学
1995〜1996 年	米国メニンガークリニック（カール・メニンガー精神医学校）に国際研修生として留学
	帰国後総合病院心療内科医長を経て
1999 年	中島女性心理療法研究室（現 矢吹女性心理療法研究室）開室
2009 年〜	人間総合科学大学 教授

専　　門：日本精神分析学会認定精神療法医　日本心身医学会専門医　日本精神神経学会専門医
　　　　　臨床心理士　日本医師会認定産業医　医学博士
学会役職：日本心身医学会代議員，日本ストレス学会評議員
主な著書：「心身症と心理療法」（編著）新興医学出版社刊，「ストレス科学事典」（共著）実務教育出版刊，「ストレスの事典」（共著）朝倉書店刊，「看護のための最新医学講座 34 巻 医療人間学」（共著）中山書店刊，「子どもの不安症―小児の不安障害と心身症の医学―」（共著）日本評論社刊，「標準音楽療法入門　上　理論編」（共著）春秋社刊，他

© 2014

第 1 版第 2 刷発行　2018 年 6 月 11 日
第 1 版第 1 刷発行　2014 年 9 月 8 日

心身症臨床のまなざし

（定価はカバーに表示してあります）

　　　　　　監修　　筒　井　末　春
　　　　　　著者　　矢　吹　弘　子
検印省略　　発行者　　林　　　峰　子
　　　　　　発行所　　株式会社 新興医学出版社
　　　　　　〒113-0033　東京都文京区本郷 6 丁目 26 番 8 号
　　　　　　電話 03(3816)2853　FAX 03(3816)2895

印刷　株式会社 眞興社　ISBN978-4-88002-853-8　　郵便振替 00120-8-191625

・本書の複製権・翻訳権・上映権・譲渡権・公衆送信権（送信可能化権を含む）は株式会社新興医学出版社が保有します．
・本書を無断で複製する行為，（コピー，スキャン，デジタルデータ化など）は，著作権法上での限られた例外（「私的使用のための複製」など）を除き禁じられています．研究活動，診療を含み業務上使用する目的で上記の行為を行うことは大学，病院，企業などにおける内部的な利用であっても，私的使用には該当せず，違法です．また，私的使用のためであっても，代行業者等の第三者に依頼して上記の行為を行うことは違法となります．
・JCOPY 〈（社）出版者著作権管理機構 委託出版物〉
本書の無断複写は著作権法上での例外を除き禁じられています．複写される場合は，そのつど事前に，（社）出版者著作権管理機構（電話 03-3513-6969，FAX03-3513-6979，e-mail：info@jcopy.or.jp）の許諾を得てください．